調剤＆健康サポートに必ず活かせる

まずは
コレだけ！
漢方薬

著 今津 嘉宏 芝大門いまづクリニック院長

じほう

本書のご利用にあたって

　本書に収載されている漢方製剤は「一般用漢方製剤製造販売承認基準」〔厚生労働省医薬・生活衛生局（薬生発0328第1号，平成29年3月28日）〕に基づき記載しています。処方内容については正確かつ最新の情報であるよう，最善の努力をして編集にあたっておりますが，販売各社により成分および成分量が異なります。実際に医薬品を使用・取り扱われる際には，必ず当該医薬品の最新添付文書を確認していただきますようお願い申し上げます。

　本書に記載された医薬品の使用法によって生じたいかなる問題についても，著者，および出版社はその責任を負いかねます。実際に医薬品を使用・取り扱われる際には，必ず当該医薬品の最新添付文書を確認していただき，ご自身の判断でご使用いただきますようお願い申し上げます。

株式会社　じほう

はじめに

　毎日の暮らしの中で，気になる症状に応じて自分に合った漢方薬を選ぶことができれば，体調管理はしやすくなり，より継続的に元気で健康な日常生活が送れます。

　「お米が薬になる？」……漢方医学では，治療に使う生薬の一つにお米（粳米）があります。普段何気なく口にしている食べ物が，知らないうちに病気を治してくれている──，まさに医食同源ですね。私たちの祖先は，そんな想いで食事に感謝の気持ちを抱いていたのではないでしょうか。

　「風邪といえば葛根湯？」……ネコも杓子も風邪となれば「葛根湯」を処方する医師がいたら，あなたはどう思いますか。実際，風邪のときに病院で処方される薬は，どの医療機関でも解熱剤，消炎剤に抗生物質など，決まった薬が処方されていますね。つまり今日の医療自体が，「風邪には葛根湯」の発想で行われているわけです。

　一方，漢方医学では患者さん一人ひとりをよく観察し，例えば子どもには麻黄湯，女性では麻黄附子細辛湯，鼻風邪なら小青竜湯など，それぞれの体質や症状に合った薬が処方されます。

　「漢方医学は小難しい？」……皆さんにとっては，基礎医学や臨床医学といった医学的な専門知識以上に，難読漢字の羅列にひるんでしまう人がいるかもしれません。また，「陰陽虚実」「気血水」など漢方独特の評価に沿って判断していくなど，わかりにくいと感じる人もいるでしょう。しかし，難しく考える必要はありません。自分の状態の変化を理解することで，今まで学んだ知識と経験を生かして漢方医学を学ぶことができます。漢方医学を理解することで，体調の変化や心の状態に敏感になり，患者さんの具合の悪い根本的な原因にも気づくようになります。

　これから漢方薬を学ぼうとされる皆さんのために，本書が漢方医学の目を養う一助となれば幸いです。

　2021年3月

今津　嘉宏

Part 1
とりあえずここまで知っておけばOK！
現場で使える漢方理論 基礎のキソ

Part 2
来局者の訴えに自信をもって対応できる
症例別「一番適したOTC漢方」の選び方

Part 3

処方せん調剤にも，OTCの指名買いにも対応できる
症状から選べる漢方薬早見表 ·····························(179)

Part 1

とりあえずここまで知っておけばOK!

現場で使える漢方理論
基礎のキソ

黒船来航「漢方医学の歴史」

　東京タワーを望む芝公園に，一体の銅像があります。彫りの深い風貌から，興味深くこの人物が行った偉業に思いを馳せます。その人物は，ペルリ提督，そう，嘉永6（1853）年6月3日に東京湾に姿を見せた，黒船を率いたアメリカ海軍代将です[1]。

　鎖国をしていた当時の日本にとって，海の向こうに住む人たちのことをどこまで理解できたのか，想像すらできません。私など，今でも街中で海外からの旅行者が歩いていると，思わず目が泳ぎます。当時の江戸の人たちは，背の高い，髪の色も目の色も違うアメリカ人を見て，驚愕したでしょうね。

　そんな時代に，世界で最初の全身麻酔による乳がんの手術を成功させた日本人がいます。その名を華岡青州（1760～1835年）といいます。文化元（1804）年10月13日，チョウセンアサガオの実，トリカブトの根などを調合した麻酔薬と，オランダ式外科学を駆使して行われた乳がんの手術は，世界で初めての全身麻酔による手術でした。電気メスも点滴も，抗生物質もない時代に行われた乳がんの手術，私も外科医として手術にたずさわった経験から，その医療レベルの高さに驚かされます[2]。

　華岡青州の父親も医師でした。医師となるのに恵まれた環境で育った華岡青州は，22歳のとき，京都で吉益南涯（1750～1813年）に師事します。吉益南涯は，現在の漢方医学の基礎となる「気血水」という理論を提唱した人物です[3]。その後，華岡青州は，ドイツ人医師から外科学を学び，和洋折衷の医学を実践していきます[4]。

折衷医学「現代医学と漢方医学」

　折衷といえば，中華料理店で注文する焼き餃子は，日本で生まれました。本場中国にはない料理です。インスタントラーメンも，日本生まれですね。昔から私たち日本人は，すでにあるものに創意工夫を重ね，新しいものを生み出す力を備えているようです。

　父親と吉益南涯から日本の伝統医学を学び，ドイツ人カスパル・シャムベルゲル（1623～1706年）から外科学を学んだ華岡青州は，奥医師（江戸幕府の医官）まで上りつめます。血液検査やレントゲンがなかった時代，知識と経験をもとに，さまざまな治療法を生み出しました。それは，内視鏡を使ったが

んの治療（内視鏡下粘膜切除術）が日本人の発明であるのと同じです[5)-7)]。

　江戸時代の医学は，鎖国をしていたとはいえ中医学（中国の伝統医学）や蘭学（オランダ医学）などが輸入され，海外から多くの影響を受けていました。華岡青州は，その中からドイツ医学を選択し，吉益南涯という当時超一流の漢方医に出会い，師事しました。私も慶應義塾大学で教授 阿部令彦先生，教授 北島政樹先生（1941 ～ 2019 年）から外科学を学び，産婦人科医で漢方医でもある村田高明先生に師事した経験から，領域の異なる医学を学ぶ大切さを理解することができます。

　華岡青州は，現在も医療現場で使われているいくつかの薬を創薬しました。十味敗毒湯（化膿性皮膚疾患などに用いる）や紫雲膏（火傷や肛門疾患などに用いる）は，華岡青州が当時，抗生物質やステロイド外用薬の代わりに使っていたのでしょう。1846 年 10 月 16 日，ウィリアム・モートン（1819 ～ 1868 年）がエーテル麻酔で良性耳下腺腫瘍の手術を成功させる 40 年も前に，悪性腫瘍の乳がんの手術を行っていた華岡青州に見えた医学の将来とは，どんなものだったのでしょうか[8)]。

明治維新「漢方医学の卒前教育」

　明治 8（1875）年，近代国家として明治政府は，医術開業試験を始めます。それまでは，医師の看板は誰でも掲げることができました。患者さんは，腕の善し悪しや家柄で医師を選んでいたようです。それまで表舞台で活躍していた漢方医も，試験を受けなければならなくなり，廃業する漢方医もいたといわれています。明治政府は国家資格として明治 39（1906）年に医師法を定め，国家試験を課しました。このときの受験科目には，内科や外科を含め，解剖学や生理学など医学に関するものが取り上げられています。しかし，漢方医学は含まれませんでした[9)]。つまり，江戸時代，世界最高峰を誇っていた漢方医学は，明治政府には認められず，衰退の一途をたどることになります。

　その後 21 世紀に入り，ようやく漢方医学界に変革をもたらす大きな出来事が起こります。平成 13（2001）年に「医学教育モデル・コア・カリキュラム；教育内容ガイドライン」の一般目標「診療に必要な薬物治療の基本原理（薬理作用，副作用）を学ぶ」の到達目標に，「和漢薬を概説できる」という一文が追加されたのです。それまで日陰で暮らしていた漢方医学を志すものたちにとって，雲の隙間から神の光が地を照らしたほどの喜びでした。

　明治政府が認めなかった漢方医学は，大正，昭和の時代を経て平成の時代に再び光を浴びうる舞台へ戻ってきたのです。苦節 100 年，それまで「漢方なんて眉唾なもの」「科学的に証明されていない漢方薬なんて」「薬にも毒にもならない漢方薬」といわれ続けてきた漢方医学が，現在では，すべての医学部，薬学部，看護学部で教育されるようになりました。

芝大神宮「保険診療と漢方医学」

　私のクリニックの近くに，芝大神宮という都内でも有数の由緒ある神社があります。芝大神宮は，伊勢神宮の御祭神，天照大御神（内宮），豊受大神（外宮）の二柱を主祭神としてお祀りしています。御鎮座は遠く平安時代，寛弘 2（1005）年一条天皇の御代に創建された由緒あるお社です。俳句の季語にもなっている「だらだら祭り」を祭礼しています [10]。慶応 3（1868）年 1 月 10 日，この地で漢方医をしていた荒木舜庵に孫が生まれました。明治 11（1878）年にその子は，都立日比谷高校の第一期生となります。彼の名は，尾崎紅葉（1868 〜 1903 年）。今も続く芝神明榮太楼（東京都港区芝大門 1 丁目 4-14）の銘菓，「江の嶋」最中の名前の由来について，紅葉の日記に「神明前栄太楼の菓子包装の題を求む，『江の嶋』の三字を書し与えふ」と書かれています [11]。

　尾崎紅葉は，読売新聞に小説『金色夜叉』を連載し，人気を博しました。同じ頃，同じ小説家として名を馳せた人物に都立日比谷高校時代の同級生，幸田露伴（1867 〜 1947 年）がいます。また，明治の文豪，夏目漱石（1867 〜 1916 年），正岡子規（1867 〜 1902 年）も紅葉や露伴と同じ年に生まれています。

　露伴は，昭和 12（1937）年に第 1 回文化勲章を受章します。露伴の主治医であった医師，武見太郎（1904 〜 1983 年）は，「日本の文化を守り，世界へ発信する」という考え方を幸田露伴から学んだといいます [12]。幸田露伴の影響を受け，武見太郎は日本医師会会長時代（1957 〜 1982 年）に漢方薬を保険診療で使えるようにしました。昭和 42（1967）年，十味敗毒湯，葛根湯，五苓散，当帰芍薬散の 4 剤について，医療用医薬品として初めて薬価基準が定められました。現在では，148 の漢方薬が医療用医薬品として収載されています。

臨床研究「外科学と漢方医学」

　平成8（1996）年3月2日，朝の回診のとき，私は突然食道がんで化学放射線治療をしていた患者さんから，にらみつけられました。「先生は，私を殺そうとしているのですか！」──その荒々しい口調に驚き，患者さんの枕元の新聞に目をやると，「漢方薬副作用で死者10人」という大きな見出しが躍っていました。この副作用を機に，原因となった漢方薬の"小柴胡湯"には，赤字で禁忌と書かれた注意書きが表記されました。みなさんも必ず目を通しておいてください[13]。

　この事件以来，漢方薬を毛嫌いする医師が増え，漢方医学は再び闇の世界へと落ちていきます。ちょうどその頃，早期診断の目を養い，腹腔鏡手術や内視鏡下粘膜切除術の技術を習得し，外科医として最前線に立っていた私は，もう一つの武器を手に入れるため，再び慶應義塾大学で漢方医学を真剣に学び始めました。

　私は恩師の北島政樹先生から「漢方薬でエビデンスを出しなさい」と，背中を押されました。そして，平成16（2004）年に私は，大腸がんの手術患者へ大建中湯を投与すると入院日数を減らす効果があることを証明しました[14]。これを契機に北島政樹先生が中心となって日本全国の外科医へ声をかけ，有志による大建中湯の研究が始まりました[15]。現在では，アメリカのFDA（Food and Drug Administration；アメリカ食品医薬品局）でも大建中湯の臨床研究が行われています[16]。

卒前教育「漢方医学の入口」

　ところで小学生にいちばん学んでもらいたい教科といえば何でしょうか。私の子どもたちの祖父にあたる義父母，田邉幸巨さんと幸子さんは常々「日本語がしっかりとできることが，いちばん重要だ」と力説してきました。たしかに，英語やフランス語を勉強するにも，日本語がわかっていなければ理解できませんし，数学や化学も同様です。学生時代に学んだことを基本として，社会で活用するために，医学部でもすべての領域の勉強をします。内科医になる学生も，皮膚科や眼科を勉強しますし，外科医になる学生も公衆衛生学や免疫学を勉強します。

　しかし，現在，臨床の現場で活躍している医師の多くが学生時代に漢方医学

に触れることなく医学部を卒業しているため，患者さんへ漢方薬を処方することは難しいのが現状です。やはり，学生時代に学んでいないことを実践で行うのは難しく，漢方医学を避けるようになる医師が多くいることは事実です。逆に最近，医学部で教育を受けた学生は漢方医学に触れるチャンスがありますから，抵抗なく漢方薬を使うことができるでしょう。医療現場で漢方薬が自由自在に活用されるまで，もうしばらく待つ必要がありそうです。

　同じ国家資格でも，薬剤師，歯科医師，看護師への漢方医学教育は，医師に比べてさらに遅れています。このことも，漢方医学が医療現場でうまく使われていない原因になっています。では，漢方医学教育に触れていない人はどんなところから学び始めればよいのでしょうか。

🌱 大同小異「健康食品とサプリメント」

　みなさんは，何かサプリメントを飲んでいますか？　健康志向が強い日本のみなさんは，なにがしかの健康食品やサプリメントを購入している人が多いようです。2016 年度の日本の健康食品・サプリメント市場規模は 1 兆 5,716 億円で，約 3 人に 1 人が利用しています。そして，1 人当たり平均購入金額は27,169 円でした[17]。

　なかには，「がんに効く」とうたった怪しげなサプリメントもあります。そんな健康食品やサプリメントについて患者さんへわかりやすく説明してみましょう。

　まずは，健康食品の定義を確認してみます。健康食品は，提供する人が「健康に良い」と言えば，大根だろうが，ゴボウだろうが，健康食品になります。つまり，「健康食品」と言ったもん勝ち，ということです。サプリメントは，栄養補助食品ともよばれ，分類としては食品に属します。つまり，健康食品もサプリメントも，どちらも食品であることは変わりません[18]。

　たしかに，身体に良い食品は山のようにあります。だからといって，病気を治すために開発された薬と同じように考えることには，問題があります。私は患者さんから，健康食品やサプリメントについて質問を受けることが多くありますが，そんなときには，こう説明しています。

　「健康食品もサプリメントも，八百屋さんで売っている野菜と同じ食品です。高いものもあれば，安いものもある。良質なものもあれば腐っているものもある。選ぶのはあなたのおサイフです。」

日中関係「民間薬と漢方薬」

　健康食品やサプリメントについて患者さんに上手に説明できるようになると，民間薬と漢方薬の違いの説明も，そつなくこなせるようになります。食品と薬が別物であるのと同様に，民間薬と漢方薬も，本来は異なります。ここであえて「本来は」とつけた理由は，マスコミも企業も「漢方」というネームバリューを活用していることに原因があるからです。「漢方」から連想される単語は，「伝統，自然，安全」などプラスイメージが多い一方で，「中国，迷信，眉唾」などのマイナスイメージもあります。

　化粧品でも歯磨き粉でも，ほんの少量でも薬草が使われていると，すべて「漢方」という単語がついてきます。漢方医学で治療として使われる薬を漢方薬といい，医療用医薬品に分類されます。海外で行われている伝統医学は，保険診療ではなく補完代替療法（自費診療）扱いのため，治療に使われるものは薬ではなく，民間薬，健康食品やサプリメントになります。民間薬は医療用医薬品ではなく，食品あるいは一般用医薬品に分類されるわけです。つまり，民間薬は，食品〜一般用医薬品，漢方薬は，一般用医薬品〜医療用医薬品，という位置づけになります。

　健康食品とサプリメント，民間薬と漢方薬が説明できるようになったら，中国の医学と韓国の医学，日本の漢方医学の違いを理解しましょう。漢方医学を英訳すると，Kampo medicine となります。中国の医学は，中医学（TCM：raditional Chinese Medicine），韓国の医学は，韓医学（TKM：Traditional Korean Medicine）となります。漢方医学の理論は，虚実，陰陽，気血水などです。中医学は弁証論（病気の状態を 100 以上に分類する理論），韓医学は四象学（体質を 4 つのタイプに分類する理論）です。国が違えば考え方が変わり，歴史が違えば薬の使い方も異なります。論理が違えば，治療方法も違ってきます。つまり，漢方医学と中医学，韓医学はそれぞれ共通点はありますが，異なる理論体系をもった医学と考える必要があります。

伊勢神宮「宗教と医学」

　伊勢神宮には，皇室の御祖先の神と仰ぎ，私たち国民の大御祖神として崇敬を集める天照大御神をお祀りする内宮（皇大神宮）と，衣食住をはじめ産業の守り神である豊受大御神をお祀りする外宮（豊受大神宮）のほか，14 所の

別宮，43所の摂社，24所の末社，42所の所管社があります。これら125の宮社すべてを含めて神宮といいます[19]。神道は日本の民族宗教として，初詣，七五三，地鎮祭など生活に密着しています[20]。最近の統計によると，日本人の信仰する宗教の割合は，神道48%，仏教46%，キリスト教1%です[21]。

　ご存じのように，仏教（世界人口の約5%）は紀元前400〜300年頃，ゴータマ・シッダールタが悟りを開き，その教えを時代の人々がさまざまな思いを取り入れて発展した宗教です。その後イエス・キリストの誕生により現在の宗教比率は，キリスト教（世界人口の約30%），イスラム教（世界人口の約20%），ヒンズー教（世界人口の約10%）となっています。

　中国は，仏教と民俗宗教である道教が中心とされ，韓国は，儒教をもとにキリスト教，仏教が信仰されています。

　それぞれの国民の精神構造へ大きな影響を与える宗教の違いは，健康に対する価値観に通じます。つまり，病気やけがへの対応も食事に関する考え方も，自ずと異なっているわけです。同様に，医学についても，同じように見えてまったく違うと考えてよいでしょう。伝統医学である日本の漢方医学，中医学，韓医学の違いをみてみましょう。

玉石混合「中国の医療現場」

　北の北京料理は，冬の寒さと乾燥した気候に適した，油をふんだんに使った味の濃い食事が特徴です。南の広東料理は，四つ足は机以外，二本足は親以外何でも食べるといわれるほど，さまざまな食材を使った料理が特徴です。東の上海料理は稲作地帯であり海に面していることから，日本料理に近い食材が特徴です。西の四川料理は亜熱帯気候で蒸し暑い地域のため，食欲を増す香辛料を使った辛い料理が特徴です。

　医学も同様に，気候・風土に即して各地で発展し，それぞれの地域で書物にまとめられました。中国北部を流れる黄河文化圏（長安，洛陽）では紀元前200年頃に鍼灸医学の規範となる『黄帝内径』が，中央を流れる揚子江文化圏（南京）では紀元25〜220年頃に薬草学の規範となる『神農本草経』が編纂されます。また，南部の江南文化圏（長沙）では西暦220年頃に張仲景によって治療学の規範となる『傷寒論』がまとめられています[22]。

　意外なことに，これらの古い書物は度重なる国内戦争で中国では散逸してしまいましたが，日本には多くの書物が残されていました。当時の中医学を熱心

に研究したのは，日本にいた医師たちでした。

　1900年初頭，明治政府が行った西洋医学を基礎とした医療制度に影響を受けた当時の中国政府は，中医学から西洋医学へ医療制度を切り替えます。その後，毛沢東（1893～1976年）時代に大きな方向転換を図り，伝統的な中医学の復興が国策として行われることとなります。現在の中国では，中医学の医師免許は中医学の大学で，西洋医学の医師免許は西洋医学の大学で学ぶという2通りの道があります（韓国も同様です）。どちらの医師が多いかというと，西洋医学を学んだ医師のほうです。実は，中国社会では，西洋医学を学んだ医師のほうが中医師よりも社会的地位が高く，収入も恵まれています。

伝統医学「日本，中国，韓国」

　国内では，日本神話の一つ，古事記に記載されている有名な逸話に，当時の医学的な記述があります。「於是大穴牟遅神，教告其菟，今急往此水門，以水洗汝身，取其水門之蒲，敷散而，輾轉其上者，汝身如本膚必差。故，爲如教，其身如本也。此稲羽之素菟者也。」（大穴牟遅神はサメに皮膚をむしり取られ海の水に肌をさらして苦しんでいるウサギに「すぐに河口へ行って，海の塩水で痛んだ肌を洗い流し，がまの穂を敷き散らし，その上を転がって痛んだ皮膚に花粉をつければ，必ず癒えるだろう」と諭す。言われた通りにすると，ウサギは回復した。これが，稲羽の素兎である。）[23]。

　その後，朝鮮半島を経て仏教とともに伝来した中国大陸の医学を日本の風土に合わせて熟成させ，伝統医学として確立したのが漢方医学です。漢方医学の特徴は，非常にシンプルでわかりやすい点にあります。無駄を省き簡素化する感性は，日本の茶道や禅に通じるものがあります。

　現代の中医学は，毛沢東の時代以降に確立された医学です。多民族国家らしく多様性に対応するためにいくつもの理論を重ねて数百パターンにも分類する診断理論です。なかには，科学的ではなく宗教的だったり，哲学的な判断も含まれます。

　韓医学は，李済馬（1836～1900年）が人の体質を4つの型に分類し，四象医学を提唱します。1876年日朝修好条規を契機に開国した韓国の医学は，中国と同じように西洋医学の医師免許を取得できる大学と韓医学の医師免許を取得できる大学に分かれています。それゆえ特徴的なのは，西洋医学の医師は韓医学を行うこと（鍼灸）も韓医学で使用する薬（韓薬）を処方することもで

きません。同じように，韓医学の医師は西洋医学の診療や検査（血液検査やレントゲン，超音波検査やCT検査など）をすることも西洋医学で使用する薬剤（抗生物質や鎮痛薬，抗がん薬など）を処方することもできません。

温故知新「漢方医学の理論」

　小説家の夢枕獏さんが描く安倍晴明を主役とした『陰陽師』シリーズは，多くの方に愛され続けています。私は最初，「陰陽」を「おんみょう」と読めませんでした。飛鳥時代（592 〜 710 年）後期の律令制で，中務省の下に陰陽寮という役所が作られます。この陰陽寮は，占い，天文，暦，時刻を示すことが職域でした。陰陽説や五行説などの中国思想を元に，仏教や神道なども取り入れながらできてきたのが陰陽道ですから，漢方医学の理論である陰陽や虚実といった考え方は，古くから私たち日本人にとって身近な感覚として植えつけられています。

　漢方医学の理論として，大切な陰陽，虚実に加えて気血水という理論があります。吉益南涯が 45 歳のとき，父，吉益東洞（1702 〜 1773 年）が提唱した「万病一毒説」を発展させた気血水理論を提唱します。「万病はすべて毒によって生じるが，多くの薬も皆毒物なので，毒によって毒を攻め討ち，毒が去れば病を治療できる。」とする「万病一毒説」は，宗教的であったり哲学的だった当時の医学を否定し，診断に根ざした漢方薬による治療法（方証相対）でした [3), 12)]。

　気血水理論は，「毒は一つで，形はない。しかし，気血水のいずれかによって病気を発症させる。また，気血水はそれぞれ循環すれば体を養い，停滞するときは病気を引き起こす」と説明しています。

　この漢方医学に用いる理論，陰陽，虚実，気血水について，説明しましょう。

以心伝心「陰陽虚実」

　私の親友，米山和宏（1963 〜 1997 年）が天国へ旅立ってから，子どもたちは生まれました。彼を子どもたちに会わせたかった，といつも思います。私にとって彼は，知らないうちに心と心が通じ合う間柄となった友人でした。みなさんにも，そんな友人がいらっしゃるのではないでしょうか。しかし，ここ

で疑問が生まれます。人はどのようにして，友人を取捨選択しているのでしょう。見た目や性格，生まれや年齢など，いろいろな条件が重なって友人を選んでいると思います。同じように，たまたま入ったレストランで，目にとまったメニューを選び，おいしさや店のサービスを楽しみ，気に入る。こんなときに，さまざまな条件を満たしてはじめて「お気に入り」の仲間に入れます。

　このように，いついかなるときも，みなさんは瞬時に判断しています。この判断があるから生きているし，生き残っていけます。この判断力を表現したのが漢方医学でいう「陰陽虚実」です。決して，難しくも複雑でもありません。いつもみなさんが行っていることを文章化しただけですから。

　たとえば，東京タワーは大きくてきれいですね。「陰陽」で区別するなら「陽」でしょう。一方，日の当たらない裏庭は，いつもじめじめしていて暗い場所です。この場合は「陰」でしょう。簡単に判断できますね。

　「虚実」も，同じです。お相撲さん（立派な体格の力士）は「実」，病人は「虚」です。この判断は，理論的でもないし客観的でもありませんが，何も迷うことはありません。判断する側のフィーリングや感性によるもので，こうした主観的判断を磨くことが，漢方医学を学ぶ第一歩となります[24), 25)]。

　漢方医学の理論は，小難しいという印象があります。本当は，至極単純で生活に密着した理論です。数字でしか判断しないのではなく，この理論を使って，カルテに記録を残したり情報を伝達するときに活用されてはいかがでしょうか。

体型分類「陰陽虚実」

　精神医学には，クレッチマー体型分類というものがあることをご存じでしょうか。クレッチマーは，性格を判断するときに問題となるのは「その人の気質ではないか」と考えた人です。人それぞれの性格を判断するときに，神経質な人はやせ型で線の細い傾向にあり，社交的な人は大柄で太っている傾向になることから，体型から気質を分類したのがクレッチマー体型分類です。

　細身型は，分裂気質と診断され，静かで控えめ，真面目な性格となります。肥満型は，躁うつ気質で，社交的，親切で温厚な性格になります。闘士型は粘着気質で，几帳面，熱中しやすく，頑固で興奮しやすい性格になります。みなさんは，どのタイプに分類されるでしょうか。このように見た目で判断する方法は，誰にでもできて，理解しやすいところが特徴です。

　「陰陽虚実」の「陰陽」は基礎代謝の違い，「虚実」は体力の違い，と言い換えてよいでしょう。

　体が大きく，太っていれば，「実」と判断します。体が小さく，痩せていれば，「虚」と判断されます。わかりやすいですね。見た目から受けた印象でも，「虚実」と判断することができます[26]。

　明るい性格は「陽」と判断します。暗い性格は「陰」と判断します。病気の場合は重症度や進行状態によって変化します。病気の重症度が軽いか重いかによって体の状態が異なります。重症度が軽く回復しやすい場合は「陽」，重く回復困難な場合は「陰」となります。病気の進行による病態の変化を診断する場合には，「六病位」があります。この場合，症状を「陰陽」で分類します。つまり，病気に対して身体が抵抗力で戦っている状態を「陽」，身体の抵抗力が負け始めている状態を「陰」としています。

　この判断は，みなさんの主観的な判断によるものです。私が受けた印象と，みなさんが受けた印象に違いがあっても構いません。大切なことは，自分がどう感じたか，ということです。あなた自身の感性が，すべての判断の基準になります。

🌱 陰陽虚実「Performance Status」

　体力の違いを「虚実」で表現すると説明しましたが，いつも元気な人が疲れているときは，体力が低下していますから，「虚」の状態といいます。いつもの状態に戻ったら，「実」に戻るわけです。このとき難しくなるのは，いつも元気がない人が，さらに元気がなくなったら当然「虚」の状態となりますが，その後回復しいつもの元気がない状態に戻ったら「実」になるか，という疑問です。みなさんは，どう考えますか。

　いつも元気な人といつも元気がない人を比較したら，いつも元気な人が「実」で元気がない人は「虚」になります。しかし，「虚」と診断された人が，さらに元気がなくなった状態は，明らかに「虚」ですので，いつもの元気がない状態に戻ってもやはり「虚」と判断されます。つまり，「虚」にも強弱があるということです。

　漢方医学の診断は，このように主観的な判断と相対的な判断が混ざり合っているので，わかりにくく理解しにくいと感じてしまうのでしょう。しかし，Performance Status（PS）を見てみると，判断の仕方は主観的であることがわ

かりますし，栄養学で用いられる Subjective Global Assessment（SGA）なども，主観的な評価ですね。やはり，現代医学でも漢方医学でも，医療従事者の主観的判断が重要だということがわかります[27), 28)]。

　みなさんが，漢方医学を実際の臨床の場で活用するときに，「陰陽虚実」という考え方を意識していれば，自然と身についてくる理論だということを忘れないでください。すべての患者さんや病気に，漢方医学の診断方法で判断をする必要はありません。普段行っているやり方では，言葉として表現しにくいことや理解できないことを，「陰陽虚実」で表現するとわかりやすくなるときに使えばよいと思います。

外胚葉系「気血水」

　織田信長，豊臣秀吉，徳川家康は，戦国時代から江戸時代を通して，日本の歴史に名前を刻んでいます。ホトトギスを例にとった表現は，三人三様のもののとらえ方を印象的に特徴づけていますね。吉益南涯が提唱した気血水というもののとらえ方も，病気を診断するときの特徴的な考え方です。

　漢方医学の診断は，西洋医学の診断と比較して同じものを見ても，フィルターを変えることで違ったものが浮かび上がる点が特徴です。まるで消化器内視鏡を使って早期食道がんを見つける狭帯域光観察（NBI：Narrow Band Imaging）と同じですね。このときのフィルターというのが気血水という考え方です。

　気，血，水，それぞれは，何を見るフィルターかというと，「気＝気力，体力，消化器系症状に関わること」「血＝血液，女性ホルモンに関わること」「水＝水分や浮腫に関わること」となります。

　気というのは，気力，気分など精神的な変化やストレスによって起こる症状や病態をいいます。また，体力，疲れなど肉体的な変化やストレスによって起こる症状や病態も含みます。さらに，消化器系症状，つまり胃の調子や腸の調子による身体の変化やストレスも含みます。精神と肉体に，消化器系が加わるというものの見方に抵抗がある方は多いと思います。しかし，現在の医学でも同様の診断法を使っている疾患があります。それは，機能性ディスペプシアと過敏性腸症候群です。

　精神的負担を背景に起こる上部消化管症状が機能性ディスペプシア，下部消化管症状が過敏性腸症候群ですから，気血水の気の異常と考えればよいでしょう。

中内胚葉「気血水」

　漢方医学では，人の一生を大きな流れと考えます。男性は 8 年ごとに変化があり，女性は 7 年ごとに変化があります。特に女性は，7 歳で永久歯に生えかわり，14 歳で初潮を迎え，21 歳で女性らしい身体となり，28 歳で女性として最も充実します。35 歳で容姿の衰えが始まり，42 歳で白髪が目立ちはじめ，49 歳で閉経を迎え，56 歳で体力が低下しはじめます。63 歳で心が衰えはじめ，70 歳で老化が始まり，77 歳で胃腸が衰え，84 歳で免疫力が低下します。91 歳で長寿となり一生の終焉に差しかかります。

　この大きな流れを作っている要素の一つが女性ホルモンです。女性ホルモンに関わる変化を血の異常と考えます。それ以外にも，血の異常には，血液そのものによる変化や不調も含まれます。貧血や充血，内出血なども含まれます。

　水の異常は，水分バランスによる変化や不調をいいます。浮腫のように水分が多すぎる場合でも，身体全体としては水分が充足していても，部分的に足りなかったり多かったりすることがあります。例えば，口が渇いているときは何度も水分を摂りますが，摂り過ぎるとむくみます。この変化が時間差で起こるわけですから，水分としては足りているにもかかわらず，口は水をほしがる状態が起きます。この水分バランスの異常を水の異常として考える必要があります。

切磋琢磨「四診」

　心電図モニターの音，電子音の響きが静かな病室の中で唯一の緊張を保つ役割をしています。モニターに映っている波形も，心拍数も，何を意味するのか見ている家族にはわからないけれど，深遠な雰囲気が伝わります。最期のとき，波形が水平線のように限りなく続くようになる，そのときをじっと見守っています。

　江戸時代，心電図モニターがなかった時代は，どうやって死亡確認をしたのでしょうか。身分の高い方へは聴診器を当てることもはばかったといわれる時代に，脈も診ることはできなかったでしょう。そんなとき，医師は一本の糸を鼻の上にたらし，動かなくなったかどうかで生死を判断したそうです。目に見えないものを創意工夫で可視化する技術には感心させられます。

　漢方医学の診察方法は，四診とよばれるものです。四診は，望診，聞診，問

診，切診で構成されています。望診は，目で見ることで得られる情報をいいます。聞診は，耳で聞くことで得られる情報をいいます。問診は，質問をすることで得られる情報をいいます。切診は，肌に触れて得られる情報をいいます。いずれも診察のため，道具を使うことなく行える方法です。四診は，観察力やコミュニケーションスキルによって情報量が大きく変わります[29]。つまり，知識と経験によって差が出るわけです。学生時代のクラブ活動や私生活での出来事から学んだことなど毎日の生活で培ったものを，四診に活用する必要があります。医学だけでなく，さまざまな領域の知識や経験が役立ちます。四診を鍛えるのならば，道を歩いているときに前から来る人の歩き方や全体の様子を観察し，得られた情報から類推する訓練をしましょう。

未来永劫「日本伝統医学」

　海外旅行の経験がある方なら，いかに日本という国が素晴らしいか，おわかりだと思います。安全で親切で清潔な街，交通ルールを守り席を譲り，割り込むことなく順番を待つ姿，どれをとっても海外ではなかなかお目にかかれない光景です。

　日本人の特性は，島国だから培われたものかもしれません。日本人の手によって熟成された学問である漢方医学は，他に類のない理論と治療効果を上げる力をもっています。日本人のために調整され作り込まれた漢方薬は，西洋薬とは切れ味も持ち味も違う輝きを放ちます。

　ようやく科学が進歩し漢方医学の謎が解き明かされる時期が来ています。なぜ効くのか，どうしたら効果が得られるのか，徐々にわかってきています。

　ここで述べてきた内容は，いかがだったでしょうか。みなさんにとって馴染みにくいものでしたでしょうか，それとも主観的にわかりやすいものだったでしょうか。

　漢方医学の理論も，漢方薬も，私たち日本人にとって身近な存在だということに気づいていただけたなら幸いです。どうか難しく考えず，生活の知恵として漢方医学を学んでください。

🌿 参考文献

1）飯田鼎：幕末知識人の西欧認識と対外政策；吉田松陰と福沢諭吉の間．三田学会雑誌, 93（2）：289（1）-313（25）, 2000
2）大塚敬節, 他：華岡青州；近世漢方医学書集成（29）（30）．名著出版, 1980
3）大塚恭男：吉益南涯の気血水説をめぐって．日本東洋医学会誌, 25（4）：213-214, 1974
4）山上裕機：腫瘍外科医の生き方；花岡青洲に学ぶ．W'Waves, 9（1）：51-53, 2003
5）平尾雅紀, 他：胃の腫瘍性病変に対する内視鏡的切除．Gastroent Endosc, 25：1942-1953, 1983
6）竹腰隆男, 他：胃生検とPolypectomy標本診断の対比検討；Endoscopic double snare polypectomy の有用性について．日本癌治療学会誌, 16：395, 1980
7）多田正弘, 他：新しい胃生検法"strip" biopsyの開発．胃と腸, 19（10）：1107-1116, 1984
8）内野博之：麻酔科学の現状と展望；生体侵襲防御の担い手として．東京医科大学雑誌, 67（4）：385-404, 2009
9）今津嘉宏, 他：80大学医学部における漢方教育の現状．日本東洋医学会誌, 63（2）：121-130, 2012
10）芝大神宮 https://www.shibadaijingu.com/index.html〔2020年2月閲覧〕
11）芝榮太楼 https://www.shiba-eitaro.com/index.html〔2020年2月閲覧〕
12）寺澤捷年：漢方医学．日本東洋医学会誌, 48（2）：163-176, 1997
13）ツムラ小柴胡湯エキス顆粒（医療用）https://www.tsumura.co.jp/medical/products/009/pdf/products-pdf-01.pdf〔2020年2月閲覧〕
14）今津嘉宏, 他：大腸癌手術における大建中湯投与の入院日数短縮効果について．Progress in Medicine, 24（5）：1398-1400, 2004
15）DKTフォーラム https://www.jfmc.or.jp/wp-content/uploads/2015/01/jfmc40_1001.pdf〔2020年2月閲覧〕
16）河野透：漢方のCAMからの脱出：大建中湯を中心に．日薬理誌（Folia Pharmacol. Jpn.）, 137：13-17, 2011
17）健康食品・サプリメント市場実態把握レポート2016年度版　https://www.intage.co.jp/topics/news/20161118/〔2020年2月閲覧〕
18）「統合医療」情報発信サイト https://www.ejim.ncgg.go.jp/public/about/〔2020年2月閲覧〕
19）伊勢神宮 https://www.isejingu.or.jp/〔2020年2月閲覧〕
20）神社本庁 https://www.jinjahoncho.or.jp/〔2020年2月閲覧〕
21）文化科学省 https://www.mext.go.jp/〔2020年2月閲覧〕
22）小曽戸洋：漢方の歴史；中国・日本の伝統医学．大修館書店, 1999
23）出雲大社 https://www.izumooyashiro.or.jp〔2020年2月閲覧〕
24）今津嘉宏：漢方医学からみた周術期管理．看護技術, 59（8）：89-94, 2013
25）今津嘉宏：ねころんで読める漢方薬；やさしい漢方入門書 ナースと研修医が知っておきたい漢方のハナシ．メディカ出版, 2017
26）北島政樹・監, 今津嘉宏・編：栄養管理に有効な漢方薬；がん漢方．南山堂, pp36-48, 2012
27）今津嘉宏, 他：周術期に使用するこつ．漢方と最新治療, 22（2）：133-140, 2013
28）今津嘉宏, 他：外科領域における漢方治療．臨床消化器内科, 33（11）：1415-1420, 2018
29）今津嘉宏：西洋医学の診察に漢方医学を加えて, 診断をスムーズにしよう．看護技術, 59（7）：81-86, 2013

漢方薬を使うメリット

　総合感冒薬は，いくつかの薬剤を組み合わせてできています。最近の高血圧治療薬，糖尿病治療薬にも同様に，いくつかの薬剤を組み合わせたものがあります。漢方薬は，2種類以上の生薬を組み合わせ，それぞれの生薬の薬理作用によっていくつかの症状を改善するようにできています。

　糖尿病の治療では，スルホニル尿素薬，DPP-4阻害薬，ビグアナイド薬，αグルコシダーゼ阻害薬，SGLT2阻害薬などを組み合わせて行います。多くの病気を治療する場合，複数の薬剤を服用することで患者さんの負担は，副作用が増えることや医療経済的な負担などが問題になります。その点，漢方薬は一つの症状に対して投与されるのではなく，複数の症状に対して一つの漢方薬が投与されるため，副作用や経済的負担が増えることはありません。

　例えば，風邪（感冒症候群）は，ウイルスあるいは細菌が原因です。原因の違いによって症状はさまざまです。風邪の一種であるインフルエンザA型ウイルスでは，高熱，関節痛，悪寒，戦慄が症状として現れます。インフルエンザB型ウイルスでは，発熱，消化器症状（食欲不振，下痢，腹痛）が症状として現れます。同じインフルエンザでも症状の進行具合も異なります。しかし，治療法は抗インフルエンザ薬一つになります。もし，ウイルス検査で検出されなかった（検査で陰性となった）場合は，抗インフルエンザ薬の適応からはずれてしまいますので，A型インフルエンザでは解熱薬，抗炎症薬が，B型インフルエンザでは解熱薬，胃薬，整腸薬が使われます。細菌による二次感染予防を目的に抗生物質を併用する場合もあります。治療に必要な薬が数種類，使われることになります。

　漢方薬でA型インフルエンザを治療する場合は，麻黄湯が第一選択薬となり，葛根湯や麻黄附子細辛湯などが第二選択薬となります。B型インフルエンザを治療する場合は，麻黄湯，桂枝湯，桂麻各半湯（桂枝湯と麻黄湯を組み合わせたもの）などが選択されます。

　臨床研究でインフルエンザに有効とされる麻黄湯[1)~3)]を構成する生薬は，麻黄，桂皮，杏仁，甘草の4種類です。麻黄は，エフェドリンが主成分で交感神経を活性化し体温を上昇させ末梢血管を収縮します。桂皮は鎮痛作用，抗菌作用があり，杏仁は抗炎症性蛋白を含み，鎮咳作用があります。甘草は，グリチルリチン酸が主成分で，抗炎症作用，抗アレルギー作用などがあります[4)]。麻黄湯は内服すると30分程度で効果があり速効性に優れ，西洋薬と比較すると副作用も経済的負担も少ないことが特徴です。

　エビデンスに基づいた薬剤の使用は，科学的見地から必要と考えられています。エビデンスは，決められた基準で評価されます。しかし，血液検査やレントゲンが

なかった時代に創薬された漢方薬は，エビデンスの基準に当てはまらないため，「眉唾もの」扱いされ続けています。

　では，漢方薬にはエビデンスがないのでしょうか。永い年月をかけ，日本人を対象とした臨床実験が数百年以上行われた結果が，現在使われている漢方薬です。科学的な研究ではなくとも，当時の医師たちが日々の臨床から生薬の薬理作用を研究し組み合わせ，使い方を工夫した結果が，現在の漢方医学の治療です。

　漢方薬を使うメリットは，二つあります。第一のメリットは，安価で安全であるばかりか，祖先を敬うことにもつながることです。私たちには，生薬の組み合わせ方や用量がなぜ現在の漢方薬の組成になっているかを科学的に解明する役割があります。先人たちの血と汗の結晶である漢方薬を現代風にアレンジをして活用することが求められています。

　もう一つのメリットは，病気の治療ばかりか「未病」を改善できることです。「未病」とは，「未だ病にならない状態」つまり予防医療を意味します。風邪にかからないように，糖尿病にならいないよう，がんにならないように，漢方薬を活用することです。西洋医学では病気とされない「冷え症」や「瘀血」という病態を「未病」とするならば，これらに対しても漢方薬による治療が行われています。予防医学に漢方薬を取り入れることは，医療経済的にも大きく，今後ますます盛んになっていくと思います。

参考文献

1) Nishi A, et al：Deconstructing the traditional Japanese medicine "Kampo"；compounds, metabolites and pharmacological profile of maoto, a remedy for flu-like symptoms. NPJ Syst Biol Appl, 3：32, 2017
2) Kubo T, et al：Antipyretic effect of Mao-to, a Japanese herbal medicine, for treatment of type A influenza infection in children. Phytomedicine, 14：96-101, 2007
3) Nabeshima S, et al：A randomized, controlled trial comparing traditional herbal medicine and neuraminidase inhibitors in the treatment of seasonal influenza. J Infect Chemother, 18：534-543, 2012
4) 佐竹元吉, 他：漢方210処方生薬解説；その基礎から運用まで. じほう, 2001

Part 2

来局者の訴えに自信をもって対応できる

症候別
「一番適したOTC漢方」の
選び方

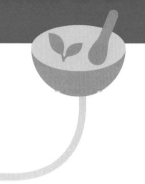

① 発熱

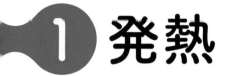

見逃してはいけない発熱

　発熱は，さまざまな原因で起こります。一般的にはウイルスや細菌などの感染症ですが，アレルギー疾患（花粉症など）や自己免疫疾患（膠原病，関節リウマチなど）でも，発熱という症状があります。風邪は，誰しもかかる感染症なので病気を自己判断しがちです。すぐに医療機関へ受診を勧める必要がある発熱を見逃さないように，心がけましょう。

　発熱には「熱があるので，何か薬はありませんか」と自分の症状を言ってもらえる場合と，本人が熱を自覚していないにもかかわらず，発熱している場合があります。

　ポイントは，発熱に加えて意識状態の変化があるかどうかを確認することです。体温計で測定した体温が平熱よりも高く，本人あるいは家族から「いつもと何だか違う」という程度の意識状態の変化をチェックしてください。たしかに高熱であれば，頭がボーッとしますから意識状態は変化します。ここで見逃してはいけない病気は，ウイルスや細菌などの感染症による敗血症，菌血症，髄膜炎などと脱水による熱中症です。

発熱に伴う症状

　発熱に伴う症状には，寒気，悪寒，悪寒戦慄，発汗などがあります。寒気は，軽い寒さを感じるものの毛布をかぶるほどではない状態です。悪寒は，ゾクゾクと寒気を感じ毛布をかぶりたくなる状態です。悪寒戦慄は，ガタガタと寒気を感じて身体が震える状態です。つまり，病気の進行とともに症状が寒気から悪寒，悪寒戦慄へと変化したり，病気の重症度によって軽い場合は寒気，重症になるにしたがい悪寒，さらに悪寒戦慄を訴えます。症状が病気の進行と重症度を教えてくれます。

発汗は，身体から熱を逃がして体温を下げる反応です。汗の気化熱で身体から熱エネルギーを逃がし体温を下げます。しかし，「虚」の状態では，体温が少しでも高いと身体が耐えられないために，すぐに汗が出始めます。発汗する体温は，身体の状態が「虚」なのか，「実」なのかで変わってきます。「虚」の場合は，汗を出す力もなく発熱しても発汗を伴わない場合と，微熱でも発汗する場合があります。「実」の場合は，発熱の強さに応じて発汗します。

漢方薬を選ぶポイント

薬学では，「熱は，解熱薬で治療をする」と答えが単純明快で理解しやすいのですが，実際は発熱にもさまざまな原因があり，一人ひとり状態が違います。漢方薬で発熱を治療する場合は，既往歴や治療歴を聞くだけでなく，さまざまな状況を確認する必要があります。

漢方薬を選ぶ場合，二つポイントがあります。

一つは，発熱からの期間を目安にすると理解しやすいと思います。

発熱が始まってから最初の数日（急性期）は，いつもと違うため体調の変化とともに鼻症状（鼻水，くしゃみなど），上気道症状（味覚異常，咽頭痛，咳，痰など）など首から上の症状が主体となります。

発熱が始まってから1週間近く（亜急性期）になると，呼吸器症状（呼吸困難，喘息様症状，肺炎など），消化器症状（食欲低下，便秘，下痢など）など症状が広がっていきます。

発熱が始まってから1週間以上（遷延期）になると，全身症状（倦怠感，疲労感，不眠など）が認められるようになります。

もう一つは，原因とのバランスです。原因の強さとそれに対抗する身体の力とのバランスが，どうなっているかを判断する必要があります。原因はウイルス，細菌などの感染症であったり，自己免疫疾患であったりさまざまですが，病気に対抗する身体の免疫力（身体を守る力）が強いか弱いかで変わります。原因が10の力で攻めてきたとき，身体に10未満の免疫力しかなければ原因に負けてしまうため，症状は強く進行は早くなります。原因の攻める力が10でも，身体の免疫力が20あれば原因に負けず，症状は軽く進行も遅くなります。小児や重篤な病気をもつ人，高齢の方など，発熱によって症状の進行が速く，重症化しやすい場合は，漢方薬を第一選択薬と考えることを優先せず，救急対応を踏まえて判断することが大切です。

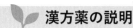

漢方薬の説明

●発熱で選択する漢方薬（表1，表2）

　急性期は，「麻黄」が含まれる漢方薬が第1選択薬となります。**麻黄湯，葛根湯，麻黄附子細辛湯，小青竜湯**などです。ただし，体力がなく胃腸が弱い場合は，麻黄が胃腸障害を起こす場合がありますので，麻黄を含まない**桂枝湯**を選択します。麻黄を使うかどうかのポイントは，症状と体力のバランスです。症状が軽症あるいは体力がない場合は，麻黄を含まない漢方薬，症状が重症あるいは体力がある場合は，麻黄を含む漢方薬となります。また，インフルエンザや新型コロナウイルスなど重症化する病原体の場合は，麻黄を含む漢方薬が第1選択薬となります。

　病原体が体に侵入する経路には，必ず免疫機構があります。鼻には鼻粘膜～副鼻腔，口には扁桃，鼻と口から侵入した病原体は気道へ到達すると繊毛が，防波堤の役割をします。麻黄を含む漢方薬をそれぞれに当てはめると，鼻粘膜には**小青竜湯**，副鼻腔には**葛根湯加川芎辛夷**，扁桃には**麻黄附子細辛湯**，繊毛には**麻黄湯**となります。

　亜急性期は，漢方医学で寒熱往来あるいは往来寒熱という時期です。この時期は，昼間は元気だけれど，夕方になると微熱が出る，口が苦い，食欲低下，お腹の張り，腹痛など風邪の呼吸器症状よりも消化器症状など全身症状が中心となります。このような場合，柴胡を含む漢方薬が用いられます。大黄を含む漢方薬で下痢をすると症状が悪化することがあるので注意が必要です。その場合は，大黄を含まない漢方薬へ変更するか，桂枝湯を選択します（同じ漢方薬でも，製薬会社によって大黄を含む場合がありますので，確認してください）。

●柴胡を含む漢方薬（表3）

　大柴胡湯は，大黄を含む漢方薬です。**四逆散**は，芍薬甘草湯に柴胡と枳実が

表1：発熱の経過と選択する漢方薬

体力	急性期	亜急性期	遷延期
強い	麻黄湯	大柴胡湯（大黄を含む）	補中益気湯
普通	葛根湯	小柴胡湯	十全大補湯
弱い	麻黄附子細辛湯	柴胡桂枝湯	人参養栄湯
極めて弱い	桂枝湯	柴胡桂枝乾姜湯	人参湯

加わった漢方薬です。大柴胡湯と四逆散に含まれる枳実は，気滞（気鬱）に用いる生薬で精神的負担を軽減する作用があります。**小柴胡湯**は，消化器系を中心とした炎症を伴う病態に用います。小柴胡湯に桂枝湯を加えた漢方薬が柴胡桂枝湯です。**柴胡桂枝湯**は，消化器系と呼吸器系の炎症を伴った病態に用います。**柴胡加竜骨牡蛎湯**は，柴胡桂枝湯に，茯苓，竜骨，牡蛎が加わった漢方薬です。**柴胡桂枝乾姜湯**は，柴胡剤の基本となる柴胡と黄芩を中心に，桂枝湯と牡蛎，栝楼根が加わった漢方薬です。柴胡加竜骨牡蛎湯や柴胡桂枝乾姜湯に含まれる竜骨，牡蛎は，精神的不安に作用します。

●舌診

漢方医学の診察法に，舌診があります。舌の3つの所見を使います。①色，②表面，③辺縁です（p.60 図参照）。

1) 色

肌の色は，日光によってメラニンが増えることで変わります。舌の色（Color）は，血流によって紅〜赤〜紫と変わります。小学生の頃に，プールに入っていると友だちの唇の色が青紫色に変わったのを覚えていますか？体が冷え，血流が悪くなると，ピンク色（紅）から紫（青紫）になります。

血流障害は，口腔内の状態だけでなく体全体の状態の評価です。漢方医学では，瘀血の診断に用います。瘀血がある場合は，赤〜紫になります。瘀血の治療は，**四物湯**など駆瘀血剤を用います（p.138 表3 参照）。

2) 表面

舌の表面に認められる苔（Coating）は，真菌などの感染巣です。感染源が変わると白〜黄〜茶〜黒に変化します。口腔ケアを行うと，苔はなくなります。白色の苔（白苔）は，上部消化管の状態と関係があります。胃粘膜に炎症があると白色の苔（白苔）を認めます。潰瘍性病変や悪性疾患との関連はありません。

全身状態との関係は，免疫力が低下すると苔が発生し，色が黄〜茶〜黒になります。漢方医学では，気の診断に用います。気虚になると苔を認めます。感染症が軽症から重症になるに従い，白〜黄〜茶〜黒へ変化します。気の治療は，**人参湯**など気剤を用います。

3) 辺縁

舌の辺縁に歯形が着いている場合，歯痕（Thumb printing）といいます。歯痕は，車庫に車を駐車するように，歯に舌が当たらないような状態から舌

が歯に当たるようになった状態をいいます。浮腫により舌が腫大し，舌が歯に当たり歯痕ができます。漢方医学では，気と血と水の診断に用います。浮腫は，リンパ液のうっ滞と血液のうっ滞で起こります。リンパ液のうっ滞が原因で歯痕が発生した場合，気の異常です。血液のうっ滞が原因で歯痕が発生した場合，血の異常です。気あるいは血の異常により，舌に浮腫ができている状態が水の異常を発生させます。歯痕がある場合は，気水の異常か血水の異常と診断します。水の異常は，二陳湯など利水剤を用います（p.75「上

表2：桂枝湯を中心とした感冒症候群に用いられる漢方薬　　　　　（＊：配合しない場合も可）

	桂枝湯	葛根湯	葛根湯加川芎辛夷	升麻葛根湯	小青竜湯	苓甘姜味辛夏仁湯	五積散	麻黄湯
麻黄		▲3〜4	▲3〜4		▲2〜3.5		▲1〜2.5	▲3〜5
桂皮	■3〜4	■2〜3	■2〜3		■2〜3.5		■1〜1.5	■2〜4
芍薬	■3〜4	■2〜3	■2〜3	■3	■2〜3.5		■1〜3	
甘草	■2	■2	■2	■1.5〜3	■2〜3.5	■1.2〜3	■1〜1.2	■1〜1.5
生姜	■1〜1.5（あるいはヒネショウガ3〜4）	■1〜1.5	■1〜1.5	■0.5〜1（あるいはヒネショウガ2〜3）	■乾姜2〜3.5	乾姜1.2〜3（あるいは生姜2）	■乾姜1〜1.5生姜0.3〜0.6＊（あるいはヒネショウガ1〜2）	
大棗	■3〜4	■3〜4	■3〜4				■1〜2	
杏仁						■2.4〜4		■4〜5
石膏								
葛根		●4〜8	●4〜8	●5〜6				
細辛					■2〜3.5	■1.2〜3		
白朮・蒼朮							■2〜3	
陳皮							■2〜3	
半夏					■3〜8	■2.4〜5	■2〜3	
蘇葉								
五味子					■1〜3	■1.5〜3		
薏苡仁								
その他			辛夷2〜3川芎2〜3	升麻1〜3		茯苓1.6〜4	当帰1.2〜3茯苓2〜3桔梗1〜3枳殻(実)1〜3厚朴1〜3川芎1〜3白芷1〜3香附子1.2＊	

■：桂枝湯の配合生薬，▲：麻黄，●：葛根

部消化器症状」、p.81 表 2 参照)。

●脈診

　看護師が患者の脈をとるとき、脈拍数とリズムを診ています。脈拍数は、60 ± 10 回 / 分です。心臓にある刺激伝導系が脈拍を調節しています。右心房にある洞結節が、ペースメーカーです。洞結節の刺激を房室結節、ヒス束、左右脚へ伝えます。リズムが変わるのは、刺激伝導系でうまく刺激を伝えること

①発熱

＊2:「クラシエ」漢方五虎湯エキス顆粒Aを参考とした

麻黄附子細辛湯	越婢加朮湯	麻杏甘石湯	五虎湯＊2	麻杏薏甘湯	薏苡仁湯	神秘湯	香蘇散	参蘇飲
▲2〜4	▲4〜6	▲4	▲4	▲4	▲4	▲3〜5		
					■3			
					■3			
	■1.5〜2	■2	■2	■2	■2	■2	■1〜1.5	■1〜2
	■1（あるいはヒネショウガ 3）						■1〜2	■0.5〜1（あるいはヒネショウガ 1.5〜3,乾姜）
	■3〜5							■1.5〜2
		■4	■4	■3		■4		
	■8〜10	■10	■10					
								●2〜6
■2〜3								
	■3〜4				■4			
						■2〜3	■2〜3	■2〜3
								■3
						■1.5〜3	■1〜3	■1〜3
				■10	■8〜10			
加工附子 0.3〜1			桑白皮 3	当帰 4		厚朴 3 柴胡 2〜4	香附子 3.5〜4.5	茯苓 3 桔梗 2〜3 人参 1.5〜2 枳実 1〜3 前胡 2〜6 木香 1〜1.5＊

表3：柴胡剤について　　　　　　　　　　　　　　　　　　　　（＊：配合しない場合も可）

	柴胡桂枝乾姜湯	柴胡加竜骨牡蛎湯	柴胡桂枝湯	桂枝湯	小柴胡湯	四逆散	大柴胡湯
桂皮	■3	■3	■1.5～2.5	■3～4			
芍薬			■1.5～2.5	■3～4		■2～4	■3
甘草	▲2	▲2以内*	▲1～1.5	▲2	▲1～3	▲1～2	
生姜	▲乾姜2	▲0.5～1	▲1（あるいはヒネショウガ2）	▲1～1.5（あるいはヒネショウガ3～4）	▲1～2（あるいはヒネショウガ3～4）		▲1～2（あるいはヒネショウガ4～5）
人参		▲2.5	▲1.5～2		▲2.5～3		
大棗		▲2.5	▲1.5～2	▲3～4	▲2.5～3		▲3～4
半夏		▲4	▲4		▲3.5～8		▲2.5～8
柴胡	▲6～8	▲5	▲4～5		▲5～8	▲2～5	▲6～8
黄芩	▲3	▲2.5*	▲1.5～2		▲2.5～3		▲3
茯苓		■3					
枳実						■2	■2～3
大黄		1*					●1～2
竜骨		■2.5					
牡蛎	■3	■2.5					
括楼根	■3～4						
効能・効果	体力中等度以下で，冷え症，貧血気味，神経過敏で，動悸，息切れ，ときにねあせ，頭部の発汗，口の渇きがあるものの次の諸症：更年期障害，血の道症，不眠症，神経症，動悸，息切れ，かぜの後期の症状，気管支炎	体力中等度以上で，精神不安があって，動悸，不眠，便秘などを伴う次の諸症：高血圧の随伴症状（動悸，不安，不眠），神経症，更年期神経症，小児夜泣き，便秘	体力中等度又はやや虚弱で，多くは腹痛を伴い，ときに微熱・寒気・頭痛・はきけなどのあるものの次の諸症：胃腸炎，かぜの中期から後期の症状	体力虚弱で，汗が出るものの次の症状：かぜの初期	体力中等度で，ときに脇腹（腹）からみぞおちあたりにかけて苦しく，食欲不振や口の苦みがあり，舌に白苔がつくものの次の諸症：食欲不振，はきけ，胃炎，胃痛，胃腸虚弱，疲労感，かぜの後期の諸症状	体力中等度以上で，胸脇部に重苦しさがあり，ときに不安，不眠などがあるものの次の諸症：胃炎，胃痛，腹痛，神経症	体力が充実して，脇腹からみぞおちあたりにかけて苦しく，便秘の傾向のあるものの次の諸症：胃炎，常習便秘，高血圧や肥満に伴う肩こり・頭痛・便秘，神経症，肥満症

■：桂枝湯の配合生薬，▲：小柴胡湯の配合生薬，▲：桂枝湯および小柴胡湯の共通生薬

ができなかったり，別の場所から刺激が発生するからです。これを不整脈といいます。

　漢方医学では，橈骨動脈で脈診を行います。脈の①皮膚から橈骨動脈までの深さ，②橈骨動脈の太さ，③橈骨動脈の弾力を診ます。

1）　橈骨動脈までの深さ

　　橈骨動脈が見つけやすいかどうかで，皮膚から橈骨動脈までの深さがわかります。同じ人でも運動をする前と後で変化します。交感神経と副交感神経

のバランスで，動脈を見つけやすくなります。交感神経優位ならばわかりやすく，副交感神経優位ならば見つけにくい状態になります。感染症の場合，免疫が賦活化し交感神経優位になっている場合は，麻黄を含む漢方薬を用います。体力がない，亜急性期で消化器症状が出現しているなど，副交感神経優位の場合は，柴胡を含む漢方薬，**桂枝湯**を用います。

2）　橈骨動脈の太さ

　動脈の太さは，老若男女で変わります。あなたの同級生でも体型が太い人と細い人がいるように，動脈の太さは，生物学的に発達している状態を意味します。子どもより大人のほうが太くなります。

　太い場合は，気が充実して健康である，交感神経優位で免疫が賦活化している，興奮状態（精神的負担，肉体的負担など）などです。細い場合は，気が不足して不健康である，副交感神経優位で免疫が低下している，鎮静状態などです。興奮状態は，**柴胡加竜骨牡蛎湯**，**黄連解毒湯**などを用います。鎮静状態には，**抑肝散加陳皮半夏**，**桂枝加竜骨牡蛎湯**などを用います（p.125「不眠」，p.128 表 1，表 2 参照）。

3）　橈骨動脈の弾力

　血圧と関係なく，動脈硬化とも関係なく，動脈の弾力に差があります。動脈の弾力には，動脈壁，動脈圧，動脈血などが関係します。動脈の弾力は全身状態を診ています。全身状態が良く，エネルギーがあふれているとき，弾力があります。全身状態が悪く，エネルギーが足りないとき，弾力がありません。気血水のバランスを整える漢方薬を用います。

●腹診「胸脇苦満」「腹皮拘急」（図 1）

　漢方医学の腹診で，特徴的な所見として胸脇苦満があります。肋骨弓に腹直筋と内外腹斜筋が付着した部位に認める抵抗感です。単純に筋肉の緊張した状態を評価しているだけではなく，横隔膜，肝

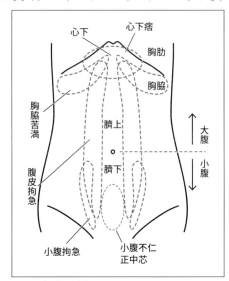

図 1：腹診の所見

臓などに関連した所見と考えることができます。胸脇苦満を診察する場合，肋骨弓下から肋骨の内臓側を指先でなでるようにしながら，同側の乳輪方向へ指先を差し入れて圧迫するときに，被験者が感じる所見を診察します。解剖学的には，肋骨と肝臓表面の間に指先を差し込むので，横隔膜を挙上する形になります[1]。胸脇苦満を病態生理学で説明することは難しく，これまで論理的に説明されたものはありません。寺澤捷年（てらさわかつとし）先生の研究[1)～3)]は，神経反射から病態を説明しています。体にかかった負担が，①内臓体壁反射，迷走神経・交感神経反射によって腹腔動脈分枝の虚血性変化（血流低下）により痛みを起こす，②延髄を経由し視床，視床下部から交感神経の下行性に筋肉の緊張を起こす，と説明しています。

　胸脇苦満に伴って認める所見が，腹皮拘急（ふくひこうきゅう）です。腹皮拘急は，腹直筋の緊張状態です。胸脇苦満は，小柴胡湯を中心とした柴胡剤の所見で，腹皮拘急は桂枝湯を中心とした桂枝湯類の所見です。柴胡剤を選択する場合，胸脇苦満と腹皮拘急を合わせて評価します。所見の強弱で，柴胡剤（柴胡，黄芩）を使います。最も所見が強いときは**大柴胡湯**，中間が**小柴胡湯**，弱いときが**柴胡桂枝乾姜湯**です。

　咳嗽，痰，呼吸苦などの呼吸器系の症状がある場合は，**麦門冬湯**（ばくもんどうとう），**清肺湯**（せいはいとう），**竹茹温胆湯**（ちくじょうんたんとう），**滋陰至宝湯**（じいんしほうとう），**滋陰降火湯**（じいんこうかとう）など「麦門冬」が含まれる漢方薬が用いられます（p.66「呼吸器症状」参照）。気管支喘息など呼吸器系の狭窄による症状がある場合は，エフェドリン作用による気管支拡張作用を考え「麻黄」が含まれる漢方薬を用います。

　遷延期は，「人参」が含まれる漢方薬が第1選択薬となります。**補中益気湯**（ほちゅうえっきとう），**十全大補湯**（じゅうぜんたいほとう），**人参養栄湯**（にんじんようえいとう），**人参湯**などです。人参湯の乾姜が合わない場合は，桂枝湯を選択します。

　「人参」と「黄耆」を含む漢方薬を「参耆剤」とよび，体力が低下した場合に用います。参耆剤には，**補中益気湯，十全大補湯，人参養栄湯，加味帰脾湯**（かみきひとう），**清暑益気湯**（せいしょえっきとう）などがあります。

🌱 もう一歩踏み込んだアドバイス

　発熱は，誰しも経験する症状です。体温計の使い方や体温を測定するタイミングなど，基本的なところを確認しておきましょう。体温計で測った体温は，身体のどこで測るかで温度が変わります。平均的な体温は，皮膚体温36.5 ±

1℃です。深部体温は，37.5 ± 1℃です。

　口内温は 0.2 ～ 0.45℃高く，直腸温は 0.4 ～ 0.6℃高くなります。脇の下（腋窩）で測っても測定する時間帯によって 1℃ぐらいの差があります。1 日のうちでも，体温が変化します。AM2 ～ 6 時が低く，活動すると上昇し，正午から PM6 時が高くなります。

　体温は，運動をすると上がります。筋肉を動かすことで熱を発生させるためです。打撲や感染など外的刺激によっても熱を発生します。熱によって感染源を死滅させたり，免疫力を上げるためです。自己免疫が病気によって正常ではない状態になったときにも熱が発生ます。

　熱には，稽留熱，弛張熱，間歇熱，波状熱，周期熱などがあります[4]。

　稽留熱は，38℃以上の高熱が温度差 1℃以内で経過します。髄膜炎，血液疾患（白血病，悪性リンパ腫など）などでみられます。

　弛張熱は，37℃以上の発熱が温度差 1℃以上で経過します。敗血症，化膿性疾患（歯髄炎，扁桃炎，回盲部膿瘍，化膿性関節炎，壊疽性膿皮症など），悪性腫瘍などでみられます。

　間歇熱は，37℃前後の発熱が温度差 1℃以上で経過します。泌尿器疾患（腎盂腎炎，膀胱炎など），薬剤アレルギーなどでみられます。

　波状熱は，発熱の時期と無熱の時期が数カ月経過します。ブルセラ菌による感染症でみられます。

　周期熱は，発熱と平熱が周期的に経過します。自己免疫疾患（膠原病，関節リウマチなど），PFAPA 症候群（周期熱，口内炎，咽頭扁桃炎，頸部リンパ節炎）[5]などでみられます。

　熱の性質を見極めることで，原因を見つけることができるわけです。

🍃 参考文献

1) 寺澤捷年：胸脇苦満の発現機序に関する病態生理学的考察；胸脇苦満と横隔膜異常緊張との関連. 日本東洋医学雑誌, 67（1）：13-21, 2016
2) 寺澤捷年：心下痞鞕と背部兪穴との関連；心下痞鞕の発現機序に関する病態生理学的考察. 日本東洋医学雑誌, 67（1）：1-12, 2016
3) 寺澤捷年, 他：中脘の圧痛点を根拠に柴胡桂枝湯を応用し著効を得た四症例. 日本東洋医学雑誌, 65（3）：197-201, 2014
4) 吉利和：新内科診断学 改訂 4 版, 金芳堂, pp200-207, 1980
5) 難病情報センター　https://www.nanbyou.or.jp/entry/3243　〔2020 年 2 月閲覧〕

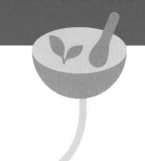

2 頭痛

 ## 見逃してはいけない頭痛

　頭痛は，さまざまな原因で起こります。代表的な頭痛は，片頭痛，緊張型頭痛，群発頭痛です[1]。突然の頭痛，経験したことがない強さの頭痛など，急性疾患を疑わせる頭痛は，すぐに医療機関へ受診する必要があります。脳出血，脳梗塞などは脳卒中とよばれ，急に起こる病気です。特に脳出血の場合は，「金づちで頭をたたかれたような痛み」といわれるほど，強い頭痛です。

　危険な頭痛を簡単に診断する方法が，慢性頭痛診療ガイドライン[1]にあります。①小児または高齢者の発症，②発症が 6 カ月未満，③超特急性発症，④非典型的症状／今までにない症状／局所神経所見がある，⑤発疹／神経脱落所見／嘔吐／痛みまたは圧痛／事故または頭部外傷／感染／高血圧の症状・所見がある——などを認めた場合は，危険な頭痛の可能性があります（図）。

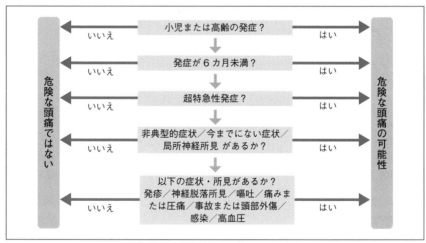

（日本神経学会, 日本頭痛学会・監, 慢性頭痛の診療ガイドライン作成委員会・編: 慢性頭痛の診療ガイドライン 2013, 医学書院, 2013, p24）

図：危険な頭痛の簡易診断アルゴリズム

頭痛と漢方薬

医療用医薬品のうち，頭痛に保険適応がある漢方薬は 22 種類あります。

まずは風邪薬です。漢方薬には，風邪症状に対応してさまざまな種類があります。なかでも，①麻黄が含まれる漢方薬として葛根湯，麻黄湯，麻黄附子細辛湯，五積散，②麻黄を含まない漢方薬としては川芎茶調散が，頭痛の治療に使われます。次に，③胃腸の調子を整える人参湯を中心とした桂枝人参湯，附子理中湯，半夏白朮天麻湯です。また，④柴胡を含む柴胡桂枝湯と大柴胡湯，⑤大黄を含む三黄瀉心湯，桃核承気湯，通導散，⑥気血水の血を改善する駆瘀血剤の当帰芍薬散，桂枝茯苓丸，桂枝茯苓丸加薏苡仁，⑦気血水の水を改善する利水剤の五苓散，苓桂朮甘湯，⑧呉茱萸を含む呉茱萸湯，当帰四逆加呉茱萸生姜湯。そして，⑨釣藤鈎を含む釣藤散，七物降下湯です。これらをもとにして，頭痛に用いる漢方薬を解説していきます。

漢方薬を選ぶポイント

1.　感冒に使用する漢方薬（麻黄を含む）(p.24 ～ 25 表 2，p.113 表 2 参照)

葛根湯，麻黄湯，麻黄附子細辛湯，五積散に含まれる麻黄には，炎症を抑制する作用があります[2]。まだ基礎研究でも解明されていませんが，麻黄の主成分であるエフェドリン以外の成分にも，抗炎症作用があります[3]。

葛根湯に含まれる葛根，生姜，桂皮は，抗炎症作用があります[4]。麻黄湯にも，生姜，桂皮が含まれ，グリチルリチン酸が主成分である甘草が加わります。麻黄附子細辛湯は，麻黄，附子，細辛の 3 つの生薬で構成されています。附子の主成分であるアコニチンは鎮痛作用があり，細辛のリグナンは，抗アレルギー作用，抗ヒスタミン作用があります。

五積散については，『和剤局方』（傷寒門）に，「中を調え，気を順らし，風冷（風寒）を除き，痰飲（水毒）を化す。脾胃宿冷（胃腸が慢性的に冷え），腹脇脹痛，胸隔停飲，あるいは外風寒に感じ（体の外から風寒の影響を受け），内生（体の中から冷たいものを食べて）冷に傷られ，心腹痞悶，頭目昏痛（頭痛に目がくらんで），肩背拘急，肢体怠情，寒熱往来，飲食進まざるを治す。および婦人の血気（月経）調わず，心腹（月経）撮痛，経候均しからず，あるいは閉じて通ぜず，なみによろしくこれを服すべし。」と記載があります。また，『勿誤薬室方函口訣』（浅田宗伯）には，「この方は軒岐救正論に気血飲痰

表1：二陳湯を中心とした漢方薬

	人参湯	茯苓飲	真武湯	苓甘姜味辛夏仁湯	小半夏加茯苓湯	二陳湯	五積散	苓姜朮甘湯	苓桂朮甘湯
陳皮		▲2.5～3				▲3.5～4	▲2～3		
甘草	▲3			▲1.2～3		▲1～2	▲1～1.2	▲2	▲2～3
半夏				▲2.4～5	▲5～8	▲5～7	▲2～3		
茯苓		▲2.4～5	▲3～5	▲1.6～4	▲3～8	▲3.5～5	▲2～3	▲4～6	▲4～6
生姜	▲乾姜2～3	▲1～1.5（あるいはヒネショウガ3～4）	▲1（あるいはヒネショウガ2～3.6）	▲乾姜1.2～3（あるいは生姜2）	ヒネショウガ5～8（あるいは生姜1.5～3）	▲1～1.5（あるいはヒネショウガ2～3）	▲0.3～0.6（あるいはヒネショウガ1～2）	▲乾姜3～4	
白朮・蒼朮	■3	■2.4～4	■2～3				■2～3	■2～3	■2～4
桂皮							■1～1.5		■3～4
芍薬			■3～3.6				■1～3		
枳実		■1～2					■枳殻1～3（あるいは枳実）		
人参	■3	■2.4～3							
その他			加工附子0.3～1.5	杏仁2.4～4 五味子1.5～3 細辛1.2～3			当帰1.2～3 桔梗1～3 厚朴1～3 川芎1～3 大棗1～2 白芷1～3 麻黄1～2.5		

▲：二陳湯の配合生薬

食を五積ということあり，すなわち此意にて名づくと見ゆ，ゆえに風寒を駆散し，発表するの外に，内を温め，血を和するの意あれば，風寒湿の気に感じ，表証もあり，内には従来の疝積ありて，臍腹疼痛する者，もっとも効あり」と示されています。麻黄を含む五積散は，どちらかというと人参湯や二陳湯に分類される漢方薬です（表1）。

2. 感冒に使用する漢方薬（麻黄を含まない）

頭頸部の炎症性疾患に用いられる川芎茶調散は，麻黄を含まない風邪に用いられる漢方薬です（表2）。生薬の構成をみると，皮膚疾患や化膿性疾患に用いられる漢方薬と類似していることが理解できます（p.106参照）。川芎，薄荷，白芷は，鼻炎に用いる荊芥連翹湯，葛根湯加川芎辛夷と共通です。川芎，薄荷，白芷，防風は，皮膚疾患に用いる荊芥連翹湯，清上防風湯，治頭瘡一方と共通です。高血圧症の随伴症状，肥満症，浮腫，便秘症に効能・効果のある

表 2：川芎茶調散を中心とした漢方薬　　　　　　　　　（＊：配合しない場合も可）

	川芎 茶調散	五積散	葛根湯加 川芎辛夷	四物湯	防風 通聖散	荊芥 連翹湯	清上 防風湯	治頭 瘡一方
地黄				■3〜5		■1.5*		
当帰		■1.2〜3		■3〜5	■1.2〜1.5	■1.5		
芍薬		■1〜3	■2〜3	■3〜5	■1.2〜1.5	■1.5		
川芎	■3	■1〜3	■2〜3	■3〜5	■1.2〜1.5	■1.5	■2〜3	■3
薄荷	■薄荷葉2				■薄荷葉 1.2〜1.5	■薄荷葉 1.5*	■薄荷葉 1〜1.5	
白芷	■2	■1〜3				■1.5〜2.5	■2.5〜3	
防風	■2				■1.2〜1.5	■1.5	■2.5〜3	■2〜3
甘草	■1.5	■1〜1.2	■2		■2	■1〜1.5	■1〜1.5	■0.5〜1.5
荊芥	■2				■1.2〜1.5	■1.5	■1〜1.5	■1〜4
連翹					■1.2〜1.5	■1.5	■2.5〜3	■3〜4
黄芩					■2	■1.5	■2〜3	
桔梗					■2	■1.5〜2.5		
山梔子					■1.2〜1.5	■1.5	■1.5〜3	
生姜		○0.3〜0.6* (あるいはヒ ネショウガ 1〜2)	○1〜1.5		○0.3〜0.5 (あるいはヒ ネショウガ 1.2〜1.5)			
白朮・ 蒼朮		○2〜3			○白朮2*			○蒼朮 3〜4
麻黄		▲1〜2.5	▲3〜4		▲1.2〜1.5			
その他	香附子 3〜4 羌活2 細茶1.5	陳皮2〜3 半夏2〜3 茯苓2〜3 桔梗1〜3 厚朴1〜3 大棗1〜2 枳殻1〜3 (あるいは 枳実) 乾姜1〜1.5 桂皮1〜1.5 香附子1.2*	葛根4〜8 大棗3〜4 桂皮2〜3 辛夷2〜3		石膏2 大黄1.5 滑石3 芒硝1.5	黄柏1.5* 黄連1〜1.5 枳殻1.5 (あるいは 枳実) 柴胡 1.5〜2.5	桔梗2.5〜3 黄連1〜1.5 枳実1〜1.5	紅花0.5〜2 大黄0.5〜2 忍冬2〜3

■：川芎茶調散の主な配合生薬，■：四物湯の配合生薬

防風通聖散は，鼻炎，副鼻腔炎や湿疹，アトピー性皮膚炎などに用いられます。

3.　人参湯類（p.52 表，p.67 表 2，p.69 表 3，p.115 表 4 参照）

　主に，消化器疾患に用いられる人参湯類が，なぜ頭痛に効果があるのでしょうか。頭と腹部の関係を考えてみましょう。痛みの原因は，セロトニン受容体

のトラブルです。小児では，頭蓋内でのセロトニン受容体の発達が不十分なため，消化管でのセロトニン受容体が相対的に優位となり，腹部症状が前景に立ちます。つまり，腹痛が主体となります。成人ではセロトニン受容体が頭蓋内で十分に発達しているため頭痛が主症状となります[5),6)]。同じセロトニン受容体をコントロールすることで，腹痛に用いられる人参湯類で頭痛を治療することができます。

　人参湯が基本となる人参湯類は，桂枝が加わると桂枝人参湯，附子が加わると附子理中湯，茯苓，大棗が加わると四君子湯，四君子湯に陳皮，半夏が加わると六君子湯になります。

　セロトニン受容体に対する阻害活性からみてみると，消化管に存在する5-HT 受容体サブタイプ 2B と中枢神経に存在する 5-HT 受容体サブタイプ2C に対して，人参湯類に含まれる陳皮，甘草，生姜が作用することがわかります（表3）。このことからも，腹部に作用する人参湯類を頭痛の治療に用いることが理解できるでしょう。

　半夏白朮天麻湯は，人参湯（気の異常）に二陳湯（水の異常）が加わった漢方薬です（表4）。人参と黄耆を含むので，参耆剤に分類されます。天麻の主

表3：六君子湯各成分のセロトニン受容体に対する阻害活性（Ki 値）[7)~9)]

成分	生薬	分類	5-HT receptor subtype				
			2B (消化管)	2C (中枢)	3	4	6
Heptamethoxy-flavone	陳皮	Flavonoids	0.21± 0.01				
Nobiletin	陳皮	Flavonoids	0.31± 0.13				
Tangeretin	陳皮	Flavonoids	0.59± 0.19				
Hesperetin	陳皮	Flavonoids	5.3± 0.1	20.9± 7.1			21.9± 0.6
Naringenin	陳皮	Flavonoids	6.9± 2.2	36.4± 13.8			
Isoliquiritigenin	甘草	Flavonoids	3.3± 0.0	3.5± 0.1		13.0± 2.7	
Liquiritigenin	甘草	Flavonoids	10.8± 2.4				
Glycycoumarin	甘草	Coumarins	2.4± 1.4	8.2± 1.8		4.1± 0.5	
8-Shogaol	生姜	Phenols	1.8± 0.7	3.8± 2.1			
10-Gingerol	生姜	Phenols	4.2± 1.1	16.2± 0.3			
10-Dehydro-gingerdion	生姜	Phenols	7.6± 0.5	21.5± 12.2			
10-Gingerdion	生姜	Phenols	12.5± 2.5	10.5± 2.4			
8-Gingerol	生姜	Phenols	24.4± 2.8				

表4：桂枝人参湯，附子理中湯，半夏白朮天麻湯　　　　　　　（＊:配合しない場合も可）

	人参湯 にんじんとう	桂枝人参湯 けいしにんじんとう	附子理中湯 ぶしりちゅうとう	四君子湯 しくんしとう	六君子湯 りっくんしとう	半夏白朮天麻湯 はんげびゃくじゅつてんまとう	二陳湯 にちんとう
白朮・蒼朮 びゃくじゅつ・そうじゅつ	■3	■3	■3	■3~4	■3~4	■白朮 1.5~3 (あるいは蒼朮 2~3)	
人参 にんじん	■3	■3	■3	■3~4	■2~4	■1.5~2	
生姜 しょうきょう	■乾姜 2~3	■乾姜 2~3	■乾姜 2~3	■0.5~1	■0.5~1 (あるいはヒネショウガ 1~2)	■0.5~2 (あるいはヒネショウガ 2~4)	■1~1.5 (あるいはヒネショウガ 2~3)
甘草 かんぞう	■3	■3~4	■2~3	■1~2	■1~1.5		■1~2
茯苓 ぶくりょう				▲4	▲3~4	▲3	▲3.5~5
陳皮 ちんぴ					▲2~4	▲3	▲3.5~4
半夏 はんげ					▲3~4	▲3	▲5~7
大棗 たいそう				■1~2	■2		
沢瀉 たくしゃ						■1.5~2	
その他		桂皮 4	加工附子 0.5~1			天麻 2 麦芽 1.5~2 黄耆 1.5~2 黄柏 1 神麴 1.5~2*	

■：人参湯の配合生薬，▲：二陳湯の配合生薬，■：人参湯および二陳湯の共通生薬

成分のバニリルアルコールは，TRPV1 を刺激します。天麻は定風草ともいわれ，丈夫で風に当たっても揺らめかず，めまいに効果があります。

4.　柴胡を含む漢方薬（p.26 表3参照）

　柴胡の薬理作用は，鎮静作用，抗痙攣作用，鎮痛作用，解熱作用，鎮咳作用，局所刺激作用，ストレス潰瘍予防作用，抗炎症作用，脂質代謝作用などがあります[10)~12)]。さまざまな原因で起こる頭痛の炎症を抑え，痛みを和らげるために，柴胡を含む漢方薬を使用します。

　柴胡桂枝湯は，主に消化器系に作用する小柴胡湯と呼吸器系に作用する桂枝湯が加わった漢方薬です。小柴胡湯には，人参湯を構成する人参，生姜，甘草が含まれます。ここに桂枝湯の桂枝が加わっているので，桂枝人参湯が含まれています。

　大柴胡湯は，大黄を含む漢方薬です。大柴胡湯の血圧降下作用は，柴胡の脂質改善作用・抗ストレス作用，黄芩の利尿作用・抗動脈硬化作用，芍薬の抗動脈硬化作用，大黄の血管凝集抑制作用，枳実の中枢抑制作用，人参の降圧作用・循環改善作用などによります[13)]。

5. 大黄を含む漢方薬

　国際頭痛分類[14)]には，ホメオスターシスの障害による頭痛のうち自律神経反射障害による頭痛が記載されています。脊髄損傷や自律神経反射障害を有する患者に突然起こる拍動性の重度の頭痛です。自律神経反射障害を有する患者では，多くの症状のなかで発作性の血圧上昇を示すため生命を脅かす可能性があり，しばしば膀胱や腸管刺激（感染，膀胱拡張や宿便）が誘因になるとされています。そのため，大黄をはじめとした緩下剤による便通コントロールが，頭痛の治療に使用されます。

　三黄瀉心湯は，黄連，黄芩，大黄の 3 つの生薬で構成されています（p.68 表4参照）。黄連，黄芩に含まれるバイカレイン，ベルベリンは，プロスタグランジン E2 合成抑制作用を有するので，鎮痛作用があります。

　桃核承気湯と通導散は，瀉下作用を有する大黄と芒硝を含む漢方薬です（p.79 表2参照）。抗炎症作用のあるグリチルリチン酸が主成分である甘草を含んでいます。甘草は，中枢神経に存在する 5-HT 受容体サブタイプ 2C に作用します。通導散には，中枢神経に存在する 5-HT 受容体サブタイプ 2C に作用する陳皮も含まれています。

6. 駆瘀血剤（p.136 表2，p.138 表3参照）

　セリ科の植物である当帰と川芎は，頭痛によく使われる生薬ですが，駆瘀血剤の多くに含まれます。佛手散は，当帰（三両）と川芎（二両）を組み合わせた漢方薬で，頭痛に用いられます。芎帰湯は，当帰（三両）と川芎（三両）を組み合わせた漢方薬で，頭重に用いられます[15)]。当帰芍薬散は，耳鼻咽喉科領域で嗅覚障害に用いられることから，神経障害に効果が期待できます[16)～19)]。

　桂枝茯苓に薏苡仁を加えた漢方薬が，桂枝茯苓丸加薏苡仁です。桂枝茯苓丸は血栓症モデルで，抗炎症作用，抗血栓作用[20)]，活性酸素によるリン脂質の過酸化抑制作用，赤血球膜脂質過酸化および溶血の抑制作用があります[21)]（表5）。

7. 利水剤（p.52 表参照）

　脳浮腫が原因と考えられる頭痛は，慢性頭痛の診療ガイドラインの可逆性脳血管攣縮症候群による頭痛，突発性頭蓋内圧亢進による頭痛，膿性髄液リンパ球増加症候群による一過性の頭痛と神経学的欠損，ウイルス性脳炎による頭

表 5：桂枝茯苓丸の構成生薬の薬理作用 [22]

	薬理作用	成分
桂皮	鎮痛・鎮痙作用，末梢血管拡張作用，抗血栓作用，抗炎症作用	cinnamic aldehyde，cinnamic acid など
茯苓	利尿作用，血液凝固作用，抗炎症作用，プロゲステロン増加作用	pachyman，eburicoic acid，ergosterol など
桃仁	鎮痛作用，血液凝固抑制作用，抗炎症作用，更年期障害改善作用	amygdalin，prunasin，PR-B（タンパク成分）など
牡丹皮	血小板凝集抑制作用，抗炎症作用	paeoniflorin，paeonol など
芍薬	鎮痛・鎮痙作用，末梢血管拡張作用，抗炎症作用，ホルモンに対する作用，記憶学習能障害改善作用	paeoniflorin，oxypaeoniflorin，paeonol など

2
頭痛

痛，頭蓋内真菌または他の寄生虫感染による頭痛，高血圧性脳症による頭痛などです。

　五苓散と苓桂朮甘湯は，利水剤とよばれ，体の水分バランスを調節する作用があります。利水剤を理解するには，アクアポリン（AQP）について確認する必要があります（p.47 表 2 参照）。AQP4 は，アストロサイトと血管内皮細胞に接着する基底膜側，界面部分に存在し，血液脳関門に多く存在します。五苓散が，AQP4 の働きを抑制し脳浮腫を軽減します。

8.　呉茱萸を含む漢方薬

　呉茱萸の薬理作用は，鎮痛，血流促進，セロトニンによる子宮収縮抑制です。呉茱萸に含まれるアルカロイドによる薬理作用は，エボジアミン：強心作用，ルテカルピン：子宮収縮作用，デヒドロエボジアミン：子宮収縮作用，血圧降下作用，徐脈，ハイゲナミン：交感神経刺激作用などがあります。

　呉茱萸湯は，人参湯の人参と生姜が含まれています。

　当帰四逆加呉茱萸生姜湯は，人参湯の甘草と生姜が含まれています。また，こむら返りに効果がある芍薬甘草湯，感冒に用いる桂枝湯も含んでいます。

9.　釣藤鈎を含む漢方薬

　釣藤鈎は，アカネ科（*Rubiaceae*）のカギカズラ（釣藤 *Uncaria rhynchophylla* Miquel，華釣藤 *Uncaria sinensis* Haviland または大葉釣藤 *Uncaria macrophylla* Wallich）を基原とする鈎棘の付着した茎枝の薬用部です。釣藤鈎に含まれるアルカロイドには，血圧降下作用，睡眠鎮静作用，精神安定作用，

表 6：釣藤鈎に含まれるアルカロイドの薬理作用 [39]

釣藤鈎アルカロイド	中枢			末梢									
	鎮静作用	抗痙攣作用	中枢セレトニン受容体親和性	局麻作用	神経筋遮断作用	自律神経節遮断作用	遮断作用	心拍数減少作用	抗不整脈作用	血圧降下作用	消化管弛緩作用	血管弛緩作用	Ca拮抗作用
リンコフィリン	+	-	-					+		+	+		
イソリンコフィリン	+	-	-	+	+	+		+		+	+		
ヒルスチン	++	-	-	++	+	++	+	+	++ / +	+	+	++ / +	++
ヒルステイン	++	-	++					+		+	+	++	
コリナンテイン			+										
ジヒドロコリナンテイン			+				++						+
3α-ジヒドロカダピン													
コリノキセイン			-							++			
イソコリノキセイン			-										

鎮痙作用，セロトニン調節作用，脳細胞保護作用，血管拡張作用および神経保護作用があります [23]〜[38]（表 6）。

　釣藤鈎を含む漢方薬は，釣藤散，七物降下湯，抑肝散，抑肝散加陳皮半夏などです（p.129 表 3 参照）（表 7）。

　釣藤散に含まれる生薬の薬理作用は，以下のようになります [40]。

- ●釣藤鈎（釣棘）：血圧降下作用，抗セロトニン作用，認知機能改善作用，中枢作用，腸管血流増加作用
- ●菊花（根茎）：中枢抑制作用，解熱作用
- ●防風（根茎）：抗炎症作用，血圧降下作用，中枢抑制作用，抗潰瘍作用，免疫賦活作用
- ●石膏（鉱物）：止渇作用，利尿作用
- ●人参（根茎）：疲労回復作用，抗ストレス作用，強壮作用，血糖降下作用
- ●茯苓（菌核）：利尿作用，抗腫瘍作用，免疫賦活作用，腎障害改善作用
- ●甘草（根茎）：鎮静・鎮痙作用，鎮咳作用，抗炎症作用，ステロイド様作用
- ●陳皮（果皮）：抗炎症作用，抗アレルギー作用，抗痙攣作用

表7：釣藤鈎を含む漢方薬

	釣藤散	抑肝散	抑肝散加陳皮半夏	六君子湯	当帰芍薬散	加味逍遙散	七物降下湯
川芎		■3	■3		■3		■3~5
茯苓	■3	■4	■4	■3~4	■4~5	■3	
甘草	■1	■1.5	■1.5	■1~1.5		■1.5~2	
白朮・蒼朮		■4	■4	■3~4	■4~5	■3	
当帰		■3	■3		■3~3.9	■3	■3~5
柴胡		■2~5	■2~5			■3	
釣藤鈎	■3	■3	■3				■3~4
陳皮	●橘皮3（あるいは陳皮）		●3	●2~4			
半夏	●3		●5	●3~4			
芍薬					○4~16	○3	○3~5
生姜	○1			○0.5~1（あるいはヒネショウガ1~2）		○1	
その他	石膏5~7 麦門冬3 菊花2~3 防風2~3 人参2~3			人参2~4 大棗2	沢瀉4~12	薄荷葉1 牡丹皮2 山梔子2	黄耆2~3 地黄3~5 黄柏2

■：抑肝散の配合生薬

- 甘夏（塊茎）：抗ストレス作用，鎮静・鎮痙作用，制吐作用，抗アレルギー作用
- 生姜（根茎）：解熱作用，唾液分泌促進作用，制吐作用，抗消化潰瘍性作用
- 麦門冬（塊茎）：鎮咳作用，抗炎症作用，血糖降下作用，抗アレルギー作用

なお，釣藤散は早朝の頭痛に使われます。

七物降下湯は，大塚敬節先生が高血圧症改善目的で開発した処方です。四物湯の地黄が胃にもたれるので黄柏を加味し，脳血管の痙攣を抑制する釣藤鈎，毛細血管を拡大する黄耆を加えた漢方薬です[41]。七物降下湯に，杜仲を加えると八物降下湯，黄芩，山梔子を加えると十物降下湯となります。

漢方薬の説明

頭痛は，セルフメディケーションをされる方が多い症状です。しかし，原因となる病気はさまざまで，専門的な検査や診断が必要となる場合があります。

頭痛を安易な症状と考えずに，まずは医療機関に相談するとよいでしょう。そのうえで，漢方医学の出番です。

　漢方医学では，一つの症状のみで治療法を選択することは少なく，いくつかの症状の組み合わせから治療法を選択します。そのため，痛みには鎮痛剤というような発想ではなく，痛みがどんな背景で起こっているかを考えることが大切になります。

　保険医療で使われている医療用医薬品の漢方薬は，一般用医薬品と比較すると速効性があり，効果もより期待できます。そのような医療用医薬品の漢方薬が，頭痛治療に 22 種類も認められていることから，頭痛の原因がさまざまなことがわかります。

　風邪の治療に用いる漢方薬には，麻黄を含むものと含まないものがあります。麻黄の主成分はエフェドリンですので，速効性があります。しかし，体力のないお年寄りや病弱な人には，副反応を認める場合があります。また，麻黄には慎重投与すべき疾患がありますので，注意が必要です（p.176 参照）。

　漢方医学の気血水を中心に考えると，気の異常には，人参湯や柴胡を含む漢方薬，大黄を含む漢方薬が用いられます。小さな子どもたちの頭痛は，成長段階で起こる体の変化に伴い，原因を推測していきます。また，胃腸を整えることを目安に治療を行うと，頭痛が改善していく場合もあります。抗炎症作用を認める柴胡を用いて，主に男性の頭痛を治療します。便通異常や精神的変化に注目して，大黄を含む漢方薬が用いられます。血の異常には，駆瘀血剤が用いられます。女性ホルモンの変化に伴う頭痛など，主に女性の頭痛を治療します。水の異常には，利水剤が用いられます。

　気温の変化に伴う頭痛もあります。特に寒さによって引き起こされる頭痛には，呉茱萸を含む漢方薬を用います。胃腸を整える人参湯を含む呉茱萸湯と，筋肉の緊張をほぐす芍薬甘草湯を含む当帰四逆加呉茱萸生姜湯があります。

　釣藤鈎を含む漢方薬は，高次性脳機能障害に伴う頭痛や精神的ストレスによる頭痛に用います。

🌱 もう一歩踏み込んだアドバイス

　釣藤散は，耳鳴りやめまい，高血圧に用いられる漢方薬です。患者さんから，「耳鳴りに効く漢方薬は，ありませんか？」と聞かれることがあります。一般的に，ビタミン B_{12} やアデノシン三リン酸二ナトリウム水和物，利尿剤な

どが，耳鳴りに処方されます。保険医療では，ビタミンB_{12}は末梢神経障害，アデノシン三リン酸二ナトリウム水和物は頭部外傷後の諸症状，利尿剤は，脳圧降下，腎・尿管結石症，緑内障などの治療に用いられる薬剤です。

　患者さんから相談を受けたときには，「耳鳴り以外に，症状はありませんか？」と別の症状について確認をしてみましょう。たとえば「耳鳴りに加えて，めまいはありませんか？」などと質問します。めまいの治療にも，ビタミンB_{12}やアデノシン三リン酸二ナトリウム水和物，利尿剤などが処方されます。

　耳鳴りもめまいも，原因不明の場合があり，病名を推定した薬剤の投与が行われます。しかし，釣藤散は，椎骨脳底動脈循環不全を改善し，耳鳴りとめまいを改善してくれます。釣藤散に含まれる釣藤鈎は，血管内皮依存性の血管弛緩作用と平滑筋弛緩作用におけるカルシウムチャネル阻害作用があり，二陳湯を含んでいますので，水分バランスも調整します（p.50，p.59参照）。

🍃 参考文献

1) 日本神経学会, 日本頭痛学会・監：慢性頭痛の診療ガイドライン, 医学書院, 2013
2) 清水寛, 他：鎮痛, 消炎作用を有する漢方方剤のスーパーオキシドジスムターゼ様活性. 和漢医薬学会誌, 7：54-60, 1990
3) 小林義典：麻黄及びエフェドリンアルカロイド除去麻黄エキス（EFE）の鎮痛作用と副作用. YAKUGAKU ZASSHI, 137（2）：187-194 , 2017
4) Kurokawa M, et al：Antipyretic activity of cinnamyl derivatives and related compounds in influenza virus-infected mice. Eur J Pharmacol, 348（1）：45-51, 1998
5) 日本小児心身医学会・編：小児心身医学会ガイドライン集；日常診療に活かす4つのガイドライン. 南江堂, 2009
6) 清水俊彦：ママ, 頭が痛いよ！；子どもの頭痛がわかる本. ワンツーマガジン社, pp11-138, 2006
7) 武田宏司, 他：FDに対する漢方薬の効果と脳腸相関. Jpn J Psychosom Med, 49：807-813, 2009
8) Lesurtel M, et al：Role of serotonin in the hepato-gastrointestinal tract；an old molecule for new perspectives. Cell Mol Life Sci, 65：940-952, 2008
9) Schmuck K, et al：Cloning and functional characterization of the human 5-HT_{2B} serotonin receptor. FEBS Lett, 342：85-90, 1994
10) 高木敬次郎, 他：柴胡の薬理学的研究（第1報）；Crude Saikosides の毒性ならびに中枢抑制作用. YAKUGAKU ZASSHI, 89（5）：712-720, 1969
11) 高木敬次郎, 他：柴胡の薬理学的研究（第2報）；Crude Saikosides の抗炎症その他の薬理作用. YAKUGAKU ZASSHI, 89（10）：1367-1378, 1969
12) 林良明：サイコサポニンの作用に関する研究. 千葉医学雑誌, 52：185-195, 1976
13) 渡辺賢一, 他：自然発症高血圧ラットにおける大柴胡湯, 釣藤散, 柴苓湯の効果. 臨床薬理, Jpn J Clin Pharmacol Ther, 18（4）, 1987
14) 日本頭痛学会, 国際頭痛分類委員会：国際頭痛分類 第3版. 医学書院, 2018
15) 木村容子, 他：当帰芍薬散が有効な頭痛の症例について. 日東医誌, 62（5）：627-633, 2011
16) 三輪高喜, 他：嗅覚受容細胞の再生と栄養因子；においの受容機構. 日本鼻科学会会誌, 43（1）：95-96, 2004

17) 島田久美, 他：中枢性嗅覚障害に対する当帰有薬散の効果について. 日本味と匂学会誌, 4：339-340, 1997
18) 稲永和豊, 他・老年期認知障害の当帰芍薬散による治療効果；多施設共同研究. PROGRESS IN MEDICINE, 16：293-300, 1996
19) MIWA T：Role of nerve growth factor in the olfactory system. Microsc Rec Tech, 58：197-203, 2002
20) Kubo M, et al：Proc. Symp. WAKANYAKU, 16：171-182, 1983
21) 戸田静男, 他：駆瘀血剤のリン脂質, リポ蛋白過酸化に対する作用. 和漢医薬学雑誌, 8：318-319, 1991
22) 佐竹元吉, 他・監：漢方210処方生薬解説：その基礎から運用まで. じほう, 2001
23) 榊原 巌, 他：釣藤鈎の研究（第一報）華鈎藤の科学的評価. Nat. Med, 51：79-83, 1997
24) 榊原 巌, 他：釣藤鈎の研究（第三報）釣藤の血圧降下作用成分と抽出過程での含量変化, Nat. Med, 53：308-312, 1999
25) Sakakibara I, et al：Effect of oxindole alkaloids from the hooks of *Uncaria macrophylla* on thiopental induced hypnosis. Phytomedicine, 5：83-86, 1998
26) Sakakibara I, et al：Effect on locomotion of indole alkaloids from the hooks of uncaria plants. Phytomedicine, 6：163-168, 1999
27) Nishi A, et al：Geissoschizine methyl ether, an alkaloid in Uncaria hook, is a potent serotonin (1A) receptor agonist and candidate for amelioration of aggressiveness and sociality by yokukansan. Neuroscience, 207：124-136, 2012
28) Ueki T, et al：Effects of geissoschizine methyl ether, an indole alkaloid in Uncaria hook, a constituent of yokukansan, on human recombinant serotonin 7 receptor. Cell Mol, Neurobiol, 33：129-135, 2013
29) Mimaki Y, et al：Anti-convulsion effects of choto-san and chotoko (*Uncariae Uncis cam Ramlus*) in mice, and identification of the active principles. Yakugaku Zasshi, 117：1011-1021, 1997
30) Pengsuparp T, et al：Pharmacological studies of geissoschizine methyl ether, isolated from *Uncaria sinensis* Oliv., in the central nervous system. Eur J Pharmacol, 425：211-218, 2001
31) Shimada Y, et al：Evaluation of the protective effects of alkaloids isolated from the hooks and stems of *Uncaria sinensis* on glutamate-induced neuronal death in cultured cerebellar granule cells from rats. J Pharm Pharmacol, 51：715-722, 1999
32) Shimada Y, et al：Protective effect of the hooks and stems of *Uncaria sinensis* against nitric oxide donor-induced neuronal death in cultured cerebellar granule cells. J Trad Med, 19：15-20, 2002
33) Goto H, et al：Vasodilator effect of extract prepared from *Uncariae ramulus* on isolated rat aorta. Am J Chin Med, 28：197-203, 2000
34) Ozaki Y：Pharmacological studies of indole alkaloids obtained from domestic plants, *Uncaria rhynchophylla* Miq, and Amsonia elliptica Roem, et Schult. Nihon Yakurigaku Zasshi, 94：17-26, 1989
35) Ozaki, Y：Vasodilative effects of indole alkaloids obtained from domestic plants, *Uncaria rhynchophylla* Miq, and Amsonia elliptica Roem, Et Schult. Nihon Yakurigaku Zasshi, 95：47-54, 1990
36) Yuzurihara M, et al：Geissoschizine methyl ether, an indole alkaloid extracted from *Uncariae Ramulus et Uncus,* is a potent vasorelaxant of isolated rat aorta. Eur J Pharmacol, 444：183-189, 2002
37) Shimada Y, et al：Protective effect of phenolic compounds isolated from the hooks and stems of *Uncaria sinensis* on glutamate-induced neuronal death. Am J Chin Med, 29：173-180, 2001
38) Kawakami Z, et al：Yokukansan, a kampo medicine, protects against glutamate cytotoxicity due to oxidative stress in PC_{12} cells. J Ethnopharmacol, 134：74-81, 2011
39) 矢野眞吾：釣藤の薬理. 現代東洋医学, 8：47-52, 1987
40) 西岡慶子, 他：釣藤散, メリスロン®, セレナール®による耳鳴治療. 耳鼻咽喉科臨床, 95 (4)：413-420, 2002
41) 真柳誠：漢方一話, 処方名のいわれ42；七物降下湯. 漢方診療, 15 (2)：21, 1996

Column 2

「飲めない」,「飲みにくい」,「飲みたくない」と言われたら？

　「良薬は口に苦し」といいますが，患者さんから「漢方薬が飲めない」,「飲みにくい」，あるいは「飲みたくない」と言われることがあります。こんなときは，どうすればよいでしょう。

「飲めない」

　漢方薬は，味，香りなども効能・効果があるといわれています。甘い食べ物は思い悩んだり，くよくよしたりする気持ちを回復させる作用があり，辛い食べ物は，悲しみやめそめそする気持ちを緩和する作用があると五行説[1]では考えられています。甘味と思慮との関係は，現代医学では説明が困難です。香りは，アロマテラピーで活用される治療法です。漢方薬の味と香りを活用することも大切ですが，必須項目ではありません。味や香りをマスキングする方法は，ココア，コーヒー，抹茶など味と香りのある飲料水で内服することです。直接，溶かしても構いません。

「飲みにくい」

　漢方薬にはカプセルや錠剤という形状の薬が少ないため，飲みにくいことがあります。義歯の間に入り込んだり，のどにつかえたりするため，漢方薬の性状を考慮する必要があります。製薬会社によって性状が異なりますので確認しましょう。お湯に溶かすことで液体として内服することができます。コツは，できるだけ少ない量（約 20mL）のお湯（80℃以上）で溶かすことです。濃い溶解液ができたら水で薄めて温度を調節して内服します。
　経管栄養から漢方薬を投与する場合も，同様の方法で溶かして注入することでチューブトラブルを防ぐことができます[2]。

「飲みたくない」

　漢方薬を飲みたくない場合は，西洋薬に変更しましょう。西洋薬も飲みたくない場合は，薬物療法の適応外です。無理して内服を勧める必要はありません。

🍃 参考文献
　1）代田文彦, 山田光胤：図説東洋医学 基礎編, 学研, 1979
　2）日本服薬支援研究会　http://fukuyakushien.umin.jp/about/index.html　〔2020 年 3 月閲覧〕

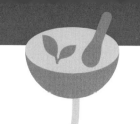

3 眼症状

見逃してはいけない眼症状

　救急外来を訪れる眼に関連する病気のなかで，救急対応が必要となるものは，急性緑内障発作，網膜中心動脈閉塞症，外傷の3つです。

　急性緑内障発作は，突然，眼の痛みや眼のかすみ，吐き気，頭痛が起こります。この症状になりうる原因として注意しなければならないのは，眼圧を上昇させる薬剤です（表1）。内服薬としては，抗ヒスタミン薬，抗コリン薬，抗パーキンソン薬，抗てんかん薬，排尿障害治療薬，鎮痛薬，精神疾患治療薬，循環器疾患治療薬，副腎皮質ホルモン，食欲抑制薬などがあります。外用薬では，散瞳薬，気管支拡張薬です[1]。

　網膜中心動脈閉塞症は，脳梗塞，心筋梗塞などの血栓症と同じように網膜の血管が閉塞することによって起こる急性疾患です。これらの疾患は，喫煙，高血圧症，糖尿病などの習慣・病気をもっている場合，危険性が高くなります。網膜中心動脈閉塞症の症状は，急に視力の低下や，部分的な視野欠損が起こります。約1時間で神経細胞に障害が起こるため救急対応が必要です。

　眼圧の上昇は，眼と眼の周囲を打撲したときなどの外傷によっても起こります。この場合は，眼球に圧力がかかり眼球破裂，角膜損傷が起こるだけでなく，眼の周囲の骨折を伴うことがあるので救急対応が必要です。

眼症状と漢方薬

　眼精疲労は，パソコンや携帯電話を使う方なら誰しも経験する症状です。眼精疲労は，調節性眼精疲労，筋性眼精疲労，不均等性眼精疲労，症候性眼精疲労，神経性（本態性）眼精疲労に分類されます[2]。

　調節性眼精疲労は，眼の周囲の筋肉が疲れることで起こります。眼鏡やコンタクトレンズで調整することで治療を行います。漢方薬による治療では，筋肉

表1：眼圧が上昇する薬剤一覧

薬剤名	分類	成分名
抗ヒスタミン薬	鎮咳薬	クロルフェニラミン，ジフェンヒドラミン
	抗アレルギー薬	クロルフェニラミン，ジフェンヒドラミン，ジプロフィリン，メキタジン
	風邪薬	プロメタジン，カフェイン
抗コリン薬	抗パーキンソン薬	トリヘキシフェニジル，ビペリデン，プロフェナミン
	鎮痙薬	ロートエキス，ブチルスコポラミン，メペンゾラート，チキジウム，ジサイクロミン，プロパンテリン
抗パーキンソン薬	レボドパ製剤	レボドパ，レボドパ・カルビドパ，レボドパ・ベンセラジド
抗てんかん薬	ベンゾジアゼピン系	クロナゼパム
蓄尿障害治療薬		プロピベリン，オキシブチニン，ソリフェナシン，トルテロジン，イミダフェナシン
鎮痛薬	麦角アルカロイド	エルゴタミン，カフェイン
精神疾患治療薬	抗不安薬	ジアゼパム，エチゾラム，アルプラゾラム，トリアゾラム，フルニトラゼパム，ブロチゾラム，ゾピクロン，エスゾピクロン
	三環系抗うつ薬	アミトリプチリン，クロミプラミン，アモキサピン
	四環系抗うつ薬	マプロチリン
	SSRI	フルボキサミン，パロキセチン
	SNRI	デュロキセチン
	その他	ペモリン，メチルフェニデート，アトモキセチン
循環器疾患治療薬	抗不整脈薬	ジソピラミド
	狭心症治療薬	ニトログリセリン，一硝酸イソソルビド，硝酸イソソルビド
	低血圧治療薬	アメジニウム
	昇圧薬	アドレナリン
副腎皮質ホルモン		デキサメタゾン，ベタメタゾン，プレドニゾロン，トリアムシノロン，ヒドロコルチゾン，メチルプレドニゾロン，フルオロメトロン，ジフルコルトロン，ジフルプレドナート
食欲抑制薬		マジンドール
外用薬	散瞳薬	アトロピン，トロピカミド，ジピベフリン，フェニレフリン
	気管支拡張薬	イプラトロピウム，チオトロピウム

3 眼症状

の緊張をほぐす目的で葛根湯，桂枝加朮附湯などが用いられます。

　筋性眼精疲労は眼の周囲の筋肉の病気で，斜視などに起因する症状を言います。眼科専門医に治療法など相談されるとよいでしょう。

　不均等性眼精疲労は，左右の視力の違いによって起こる症状を言います。眼鏡やコンタクトレンズで調整することで治療を行います。漢方薬では，苓桂朮甘湯，八味地黄丸などが用いられます。

症候性眼精疲労は，眼の病気（結膜炎，角膜炎，緑内障など）がある場合や副鼻腔炎などで起こります。したがって，症状の原因となっている病気の治療が優先され，各々の病気に対する漢方治療が行われます。

　神経性（本態性）眼精疲労は，精神的な原因によって起こります。特にこの病気は，眼科的不定愁訴として医療機関を受診しても「気のせい」「自律神経の問題」などと片付けられてしまいがちです。

　いずれも眼精疲労の症状は，物がぼやける，涙が流れる，頭痛の３つです。また，眼精疲労の51%にはドライアイが合併し，逆にドライアイの71%に眼精疲労を自覚すると言われています。眼精疲労とドライアイは切っても切れない関係と考えてよいかもしれません。特に神経性（本態性）眼精疲労には，原因となる病態をよく観察して漢方治療をする必要があります。

 ## 漢方薬を選ぶポイント

　「目は口ほどにものを言う」というように，眼疾患は，さまざまな病気から症状が現れるため，治療がうまくいかないことがあります。しかしながら，失明する危険性があるため必ず眼科で，近視・遠視などの視力障害，中心性漿液性脈絡網症，アレルギー性結膜炎，ぶどう膜炎，シェーグレン症候群，白内障，眼底出血，円錐角膜，眼感染症，緑内障，黄斑変性症，網膜色素変性症などがないかをチェックしてもらう必要があります。

　眼の乾燥は，漢方薬と"アクアポリン"（AQP：aquaporin）との関係を知ることで理解が深まります（表2）[3),4)]。アクアポリンは，細胞膜上に存在する水を調節する蛋白質です[5)]。

　AQP 1・2・3・4・5 は，浸透圧バランスを調節しています。また，浸透圧バランスを調節する漢方薬には，**五苓散（ごれいさん）**などがあります。これに配合されている生薬の蒼朮が，AQP 3・4・5 に作用するからです（p.114 表3 参照）。

　AQP 3 は，皮膚の炎症部位で低下します。皮膚の AQP 3 を増加させるのは，**十味敗毒湯（じゅうみはいどくとう），荊芥連翹湯（けいがいれんぎょうとう）**など荊芥を含んだ漢方薬です（p.101「皮膚症状」参照）。

　AQP 4 は，アストロサイトと血管内皮細胞に接着する基底膜側，界面部分に存在し，血液脳関門に多く存在します。五苓散が，AQP 4 を抑制し脳浮腫を軽減します。

　AQP 5 は，炎症によりニトロシル化され外分泌機能が低下します。外分泌

表 2：アクアポリン

アクアポリン	存在部位	マウス	ヒト
AQP 0	眼の水晶体	白内障	白内障
AQP 1	腎臓，赤血球，眼，脳，毛細管内皮	軽度腎性尿崩症	軽度腎性尿崩症
AQP 2	腎集合管	腎性尿崩症	腎性尿崩症
AQP 3	腎臓，気管支，皮膚，大腸	軽度腎性尿崩症	
AQP 4	脳，腎臓，眼，肺，消化管，骨格筋	軽度腎性尿崩症	多発性硬化症
AQP 5	唾液腺，涙腺，汗腺，気管支，肺	唾液分泌低下	シェーグレン症候群
AQP 6	腎		
AQP 7	精巣，脂肪細胞，腎臓，心臓		グリセロール代謝障害
AQP 8	精巣，肝臓，膵臓		
AQP 9	肝臓，白血球		
AQP 10	小腸	偽遺伝子	
AQP 11	腎臓，精巣，肝臓	多発性嚢胞腎	
AQP 12	膵臓		

〔佐々木成：アクアポリン水チャンネルの生命維持機構とその破綻病態の解明(http://www.mext.go.jp/a_menu/shinkou/hojyo/1300517.htm)および Matsuzaki T：Function of the Membrane Water Channel aquaporin-5 in the Salivary Gland. Acta Histochem Cytochem, 45 (5)：251-259, 2012 より作成〕

腺領域の乾燥には，抗酸化作用，NO 消去作用をもつ麦門冬湯（ばくもんどうとう）（p.73 参照）などが用いられます。

漢方薬の説明

　眼疾患に漢方薬を用いるケースは，眼科で行われた治療でなかなか改善されない場合に漢方薬を検討するという認識でよいと思います。

　感染症による眼症状に対しては，抗生物質の点眼薬による治療が長期化したり，再発を繰り返す場合には，葛根湯（かっこんとう），葛根湯加川芎辛夷（かっこんとうかせんきゅうしんい），越婢加朮湯（えっぴかじゅつとう）などの麻黄を含む漢方薬が選択されます（p.24 〜 25 表 2 参照）。

　眼球結膜が赤くなっている場合，ドライアイなのか感染によるものなのかを鑑別する必要があります。ドライアイの治療用点眼薬で症状の改善がみられない場合は，苓桂朮甘湯，五苓散，猪苓湯（ちょれいとう）（p.52 表参照）などの利水作用がある漢方薬と AQP 5 改善作用のある麦門冬湯などが選択されます。ドライアイではなく常に充血したり出血がみられる場合は，三黄瀉心湯（さんおうしゃしんとう）（便秘がある），黄連解毒湯（おうれんげどくとう）（便秘がない）を用います（p.83 表 4 参照）。

高齢者の眼疾患は，**八味地黄丸**が第1選択薬となります。八味地黄丸は，地黄を中心とした漢方薬で，腎虚を補う作用があります。“腎”とは，解剖学的な腎臓のことではなく，生まれつきの体質や成長に伴った体力，精神力の成長を意味します。漢方医学では，気の状態を意味します。漢方用語で腎の異常と表現していますが，腎という漢字を使うと臓器の腎臓と混同してしまうため，最近は腎の異常＝気の異常と表現します。「腎虚」では，生まれつき体が弱いことや，成長の過程で元気がない状態を意味します。腎虚は，加齢とともに認められるため，高齢者の疾患全般にも，八味地黄丸が第1選択薬となります。八味地黄丸は，六味丸に桂枝と附子を加えたものです（八味地黄丸に牛膝と車前子を加えたものが牛車腎気丸です。(p.122 表2 参照))。

　眼症状の原因に女性ホルモンのバランスが関係していることがわかった場合は，**桃核承気湯**（便秘がある），**桂枝茯苓丸**（便秘がない）を用います。女性ホルモンの変化に用いられる漢方薬は，瘀血を調節する駆瘀血剤です。駆瘀血剤は，四物湯が基本になっています（p.138 表3 参照）。

もう一歩踏み込んだアドバイス

　眼痛，眼の奥の痛み，前頭部痛，眉間部痛，眼の疲労などの症状を認めるものの，眼科で検査しても異常がない場合は、上眼窩神経痛を疑ってみましょ

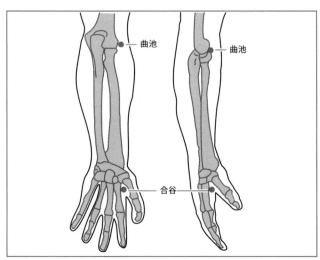

図1：合谷と曲池のの位置

う。診断方法は簡単で，眼窩上縁を指で押すと圧痛を認めます。鎮痛薬で痛みは軽くなりますが，再発を繰り返したり，胃腸障害が発生したりします。漢方医学では，経絡を刺激することで症状を軽減することができます。経絡とは，身体の各部を相互に連絡する経路で，体表面を一定の規則で網羅しています（p.110 表 1 参照）。上眼窩神経痛の場合は，経穴の"合谷"と"曲池"をマッサージしましょう（図1）。合谷は，手の第一指（親指）と第二指（人差し指）をできるだけ開いたときにできる三角形の角，第一中手骨と第二中手骨の間で少し凹んだ部分です。正確には，第二中手骨寄りになります。合谷をボールペンなどの丸い部分で心臓へ向けてゆっくり押してみましょう。痛気持ちいい感覚があれば，うまくマッサージができています。

　曲池は，肘を曲げて皺が寄る部分にあります。場合によっては皺が 2 本よることがあります。その場合は，肘尖端側の陥凹になります。テニス肘で痛みが出る部分の近くにあります。曲池のマッサージは，目の充血を改善してくれます[6]。

参考文献

1) 厚生労働省：重篤副作用疾患別対応マニュアル https://www.mhlw.go.jp/topics/2006/11/tp1122-1o.html 〔2020 年 2 月閲覧〕
2) 若倉雅登：頭痛と眼精疲労. 耳鼻咽喉科展望, 42（4）：421-423, 1999
3) 佐々木成：文部科学省科学研究費助成事業；アクアポリン水チャンネルの生命維持機構とその破綻病態の解明　http://www.mext.go.jp/a_menu/shinkou/hojyo/1300517.htm
4) Matsuzaki T：Function of the Membrane Water Channel aquaporin-5 in the Salivary Gland. Acta Histochem Cytochem, 45（5）：251-259, 2012
5) 礒濱洋一郎：漢方を科学する；利水作用とアクアポリン. 第 20 回日本脳神経外科漢方医学会学術集会 2011, 講演記録集
6) 代田文誌：鍼灸真髄, 医道の日本社, pp89-90, 1941

4 耳症状

見逃してはいけない耳症状

　耳の病気で，救急対応が必要となる病気は，小児の滲出性中耳炎，突発性難聴が代表です。小児は，免疫力も発達していないことに加え，自分の症状をうまく表現できないために治療が遅れがちになることがあります。特に滲出性中耳炎は，再発を繰り返し難聴の原因になるため早期発見，早期治療が大切です。症状は，難聴，耳鳴り，耳痛，耳だれなどで，治療は抗生物質の投与や鼓膜切開などの耳鼻咽喉科の処置が必要となります。

　突発性難聴は，原因不明の難聴が突然起こる病気です。朝起きたら，耳鳴りがする，聞こえが悪い，頭痛がするなどの症状です。治療は，ステロイド療法が主体となり，場合によっては入院のうえで点滴による投与が行われます。後遺症として耳鳴り，難聴などの症状があります（Ramsay Hunt 症候群，Bell麻痺については，p.101「皮膚症状」の項で説明します）。

耳症状と漢方薬

●耳鳴り

　耳鳴りは，日本人成人の 15 ～ 18％に認められる症状です[1),2)]。耳鳴りの原因の多くは不明で，なぜ耳鳴りがするのかはっきりとわかっていません。大脳辺縁系や自律神経系のバランスが崩れたり，精神的ストレスが関与したり，耳の障害で起こる場合などとさまざまな要因が考えられています。

　耳鳴りに使われる漢方薬は，**半夏厚朴湯**（はんげこうぼくとう），**釣藤散**（ちょうとうさん）（p.40 参照），**八味地黄丸**（はちみじおうがん）（p.48，p.122 表 2 参照）です。耳鳴りにめまい，不眠，精神的不安定などがある場合は，半夏厚朴湯が適しています。耳鳴りに頭痛，不眠などがある場合は釣藤散，耳鳴りに疲れなどがある場合は八味地黄丸が選択されます。

●めまい

　めまい症状を繰り返すときの原因は，メニエール病，良性発作性頭位めまい症，椎骨脳底動脈循環不全が約半数を占め，残りの半数は原因不明です。一般的には，起立性調節障害，血行動態性椎骨脳底動脈循環不全，肩こり関連めまいに分類すると理解しやすいでしょう [3]。

　メニエール病には，**五苓散**，**苓桂朮甘湯**，**半夏白朮天麻湯**など利水剤とよばれる漢方薬が，椎骨脳底動脈循環不全には，**釣藤散**，**七物降下湯**などが用いられます。起立性調節障害には，**当帰芍薬散**，**桂枝茯苓丸**などの駆瘀血剤とよばれる漢方薬が用いられます。また，肩こり関連めまいは，頭痛，首こり，低血圧，血行動態性椎骨脳底動脈循環不全を伴うので，**桂枝加朮附湯**，**桂枝加苓朮附湯**，**葛根湯**，**葛根加朮附湯**などが用いられます。これらは芍薬甘草湯を含んだ漢方薬なので，筋肉の緊張を弛緩します。桂枝湯，葛根湯に白朮・蒼朮，附子を加えた漢方薬が，桂枝加朮附湯，葛根加朮附湯です。治療の中心となる生薬は，附子と麻黄で，附子のメサコニチンは末梢循環改善作用と鎮痛作用が，麻黄のエフェドリンは，交感神経刺激作用があります。

漢方薬を選ぶポイント

　耳症状は"病名投与"では，なかなか良くなりません。原因不明な場合が多いため，まずは，症状に関連する事項を問診するだけでなく，直接関連がないと思われる事項についても，時間があるかぎり聴取する必要があります。

　耳鳴りの第一選択薬となる半夏厚朴湯は，半夏（水様性多糖類），茯苓（トリテルペン），生姜（しょうが），厚朴（マグノクラリン），蘇葉（赤紫蘇）の5種類の生薬で構成される漢方薬です。半夏厚朴湯の保険適応は「気分がふさいで，咽喉，食道部に異物感があり，ときに動悸，めまい，嘔気などを伴う次の諸症：不安神経症，神経性胃炎，つわり，咳，しわがれ声，神経性食道狭窄症，不眠症」とされていますので，特に耳症状は記載されていません。しかし，耳症状の背景に精神的問題があることを理解していれば，半夏厚朴湯を治療に活用することが理解できます。

　耳鳴り，めまいに使われる釣藤散は，朝方の頭痛に用いられる漢方薬です。釣藤散は，メニエール病と無難聴性耳鳴りに治療効果があります [4]。成分の釣藤鈎は血管内皮依存性の血管弛緩作用と，平滑筋弛緩作用におけるカルシウムチャネル阻害作用をもっています。この作用により内耳の状態を改善し，耳鳴

りやめまいを改善します[5]。

 ## 漢方薬の説明

●利水剤

　利水剤とは，「水」の異常に用いる漢方薬の総称です。水毒，水滞と言われる「水」の異常は全身症状として，むくみ，下痢，尿の回数と量の増減，多尿，頻尿（乏尿，無尿），嘔吐，口渇などを認めます。利水剤は，**二陳湯**が中心となっています（p.81 表2）。小半夏加茯苓湯に陳皮と甘草を加えると，二陳湯になります（p.59 参照）。**猪苓湯**と**五苓散**は，阿膠と滑石に違いがあります。阿膠と滑石は，鎮痛，緩和の作用があるため膀胱炎，尿道炎に用いられます（表）。

表：利水剤と気剤

	人参湯	茯苓飲	真武湯	苓甘姜味辛夏仁湯	小半夏加茯苓湯	二陳湯	苓姜朮甘湯	苓桂朮甘湯	猪苓湯	五苓散
白朮・蒼朮	▲3	▲2.4～4	▲2～3				▲2～3	▲2～4		▲3～4.5
茯苓		■2.4～5	■3～5	■1.6～4	■3～8	■3.5～5	■4～6	■4～6	■3～5	■3～4.5
沢瀉									▲3～5	▲4～6
猪苓									▲3～5	▲3～4.5
桂皮								▲3～4		▲2～3
生姜	■乾姜2～3	■1～1.5（あるいはヒネショウガ3～4）	■1（あるいはヒネショウガ2～3.6）	■乾姜1.2～3（あるいは生姜2)	■ヒネショウガ5～8（あるいは生姜1.5～3）	■1～1.5（あるいはヒネショウガ2～3）	■乾姜3～4			
甘草	■3			1.2～3		■1～2	■2	■2～3		
人参	●3	●2.4～3								
半夏				■2.4～5	■5～8	■5～7				
陳皮		■2.5～3				■3.5～4				
その他		枳実1～2	芍薬3～3.6 附子0.3～1.5	杏仁2.4～4 五味子1.5～3 細辛1.2～3					滑石3～5 阿膠3～5	

■：二陳湯の配合生薬

●気剤

　気剤とは，「気」の異常に用いる漢方薬の総称です。気虚には，人参，黄耆，
白朮・蒼朮，茯苓，甘草，大棗，粳米，膠飴などを用います。気のうっ滞（気
滞，気鬱）には，枳実，木香，厚朴，半夏，陳皮，蘇葉，縮砂，香附子，川
芎，柴胡，山梔子などを用います。気の上衝（気逆）には，桂皮，蘇葉，半
夏，五味子，呉茱萸，黄連，川芎などを用います[6]（表）。

　耳症状である耳鳴り，めまいなどは，原因不明な場合が多いためいくつもの
医療機関を受診しても診断がつかず，治療法も見つからないと困っている方も
見受けられます。医療機関では，歳のせい，自律神経のせい，更年期のせいな
どと言われてしまい，精神的にも辛い思いをしています。耳鳴りに悩む方は，
不安，抑うつ，いらいら，不眠，肩こり，頭痛などの随伴症状がありますか
ら，耳の症状だけでなく全身症状をよく聞くことで治療へ結びつけます[7]。

4
耳症状

もう一歩踏み込んだアドバイス

　皆さんのなかには，足裏マッサージを経験したことがある方も多いと思い
ますが，実は耳にも全身を投射した治療法があります。フランスの医師 Paul
Nogier 博士が，地中海地方で数千年行われていた耳の焼灼療法から耳介治療
を確立しました。これは耳を刺激することで，体全体のバランスを調節する治
療法です。耳の前面は感覚機能に関連し，裏面は運動機能に関連します。耳の

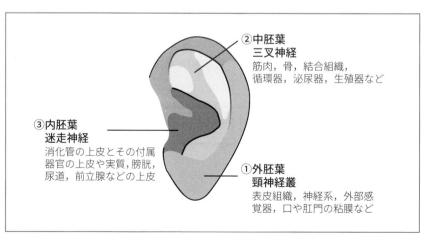

②中胚葉
三叉神経
筋肉，骨，結合組織，
循環器，泌尿器，生殖器など

③内胚葉
迷走神経
消化管の上皮とその付属
器官の上皮や実質，膀胱，
尿道，前立腺などの上皮

①外胚葉
頸神経叢
表皮組織，神経系，外部感
覚器，口や肛門の粘膜など

図：耳介の部位

前面は，胎生学的視点から①外胚葉，②中胚葉，③内胚葉の領域に分類しました（図）。周辺部の耳輪の一部と耳垂は，外胚葉由来の臓器が分布（頸神経叢支配），中央部の対耳輪と耳輪の一部は，中胚葉由来の臓器が分布（三叉神経支配），中心部の耳甲介は，内胚葉由来の臓器が分布（迷走神経支配）と位置づけています[8]。

🌱 参考文献

1）小田恂, 他：耳鳴症の有病率に関する研究；厚生科学研究費補助金感覚器障害及び免疫アレルギー等研究事業, 平成11年度 平成12年度総合研究報告書, pp1-13, 2001
2）小田恂：耳鳴診療のすべて；耳鳴の疫学. JOENS, 23：5-9, 2007
3）竹越哲男, 他：反復性めまい. MB ENT, 229：17-23, 2019
4）鈴木敏幸：耳鳴に対する釣藤散の臨床効果；耳鳴・眩暈の病態と治療. 第28回千葉東洋医学シンポジウム, 九段舎, pp8-20, 2001
5）田中英高：ヒトの脳底動脈に対する釣藤散の影響. 脈管学, 27：453-456, 1987
6）寺澤捷年：症例から学ぶ和漢診療学 第3版, 医学書院, 2011
7）猪健志：耳鳴. MB ENT, 229：9-15, 2019
8）Nogier R：Nogier博士の耳介治療ハンドブック, シービーアール, 2012

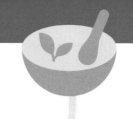

④ 鼻症状

見逃してはいけない鼻症状

　昔の漫画では，主人公が鼻血を出すコミカルなシーンがよくあります。例えば，好きな女の子にのぼせて，血圧が上がり心臓の動悸が亢進したときに鼻血が出るような設定です。しかし，実際に医療現場で遭遇する鼻血は，漫画のように純心な感情からくる症状ではありません。多くは鼻の入り口から 1 ～ 2cm にあるキーゼルバッハ部位（Kiesselbach's area）からの出血で，乾燥や打撲などにより鼻粘膜に負担がかかり，起こります。一番多いのは，鼻を触る癖がある場合です。また，鼻血は高血圧，出血傾向（抗凝固薬の服用，膠原病，白血病など）など全身的な病気が原因の場合もあります。

　止血方法としては，鼻翼より上の部分を指で 10 分間しっかりと押さえる圧迫止血が基本です（図）。

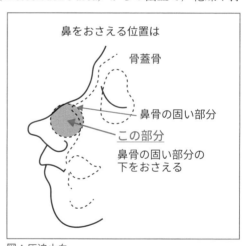

図：圧迫止血

鼻症状と漢方薬

　鼻閉，鼻汁，鼻漏などの鼻症状は，誰もが経験する症状で，多くは感冒，花粉症，感染症などが原因として認められます。その場合，ウイルスが原因であれば抗ウイルス薬あるいは対症療法，花粉症であれば抗アレルギー薬，細菌感染であれば抗生物質で治療が行われます。

ではこれらの鼻症状の治療で漢方薬の出番はどこにあるのでしょうか？　漢方薬が選択される場面としては，①ウイルスに対する対症療法，②花粉症に対する抗アレルギー薬の副作用軽減，③抗生物質耐性菌発生リスクの軽減——を考慮した際に使われます。

　症状別にみていくと，感冒の原因となるウイルスは，代表的なものとして，インフルエンザ，アデノウイルス，EBウイルス，コロナウイルスがあげられます。細菌としては，溶連菌，肺炎球菌などです。症状は，鼻症状，のど症状，全身症状などさまざまです。ウイルスであっても細菌であっても感染症ですから，鼻粘膜の炎症を伴います。鼻粘膜が発赤し熱をもっている状態ですので，この場合は麻黄，石膏を含んだ漢方薬である**麻黄湯，越婢加朮湯，麻杏甘石湯，五虎湯**などが用いられます（表）。

　麻黄と石膏の両方を含む**防風通聖散**の適応は，「腹部に皮下脂肪が多く，便秘がちなものの次の諸症：高血圧の随伴症状（動悸，肩こり，のぼせ），肥満症，むくみ，便秘」に用いられます。一般にはやせ薬として有名です。これは大正時代に森道伯らの一貫堂医学で，防風通聖散が臓毒証体質の基本的治療薬と位置づけたためと考えられます。臓毒とは，風毒，食毒，水毒，梅毒の4つです。防風通聖散は，体に蓄積した代謝産物を発汗，排尿，排便によって治療します。最近の研究では，防風通聖散が腸内細菌を調節していることがわかってきました[1]。腸内細菌を変化させることで腸管免疫を刺激して体質改善をしていると考えられます。

表：石膏を含む漢方薬　　　　　　　　　　　　　　　　　　　　　　（＊：配合しない場合も可）

	麻黄湯	越婢加朮湯	麻杏甘石湯	五虎湯	防風通聖散
石膏		■8～10	■10	■10	■2
麻黄	▲3～5	▲4～6	▲4	▲4	▲1.2～1.5
その他	桂皮2～4 杏仁4～5 甘草1～1.5	生姜1 （あるいはヒネショウガ3） 大棗3～5 甘草1.5～2 白朮・蒼朮3～4	杏仁4 甘草2		当帰1.2～1.5 芍薬1.2～1.5 川芎1.2～1.5 山梔子1.2～1.5 連翹1.2～1.5 薄荷葉1.2～1.5 生姜0.3～0.5 （あるいはヒネショウガ1.2～1.5） 荊芥1.2～1.5 防風1.2～1.5 大黄1.5 芒硝1.5 白朮2＊,桔梗2, 黄芩2,甘草2,滑石3

56

　しかし，防風通聖散は元来，感染症，皮膚症状，鼻症状，便秘に用いられてきました。感染症は，体に炎症を引き起こすため発熱が生じます。防風通聖散には熱を冷ます作用があるため，急性疾患に対して防風通聖散を用います。また皮膚症状においても，ニキビが赤く化膿して熱をもっているときは防風通聖散を用います（p.33 表2参照）。鼻症状では，鼻炎や副鼻腔炎などにより鼻が赤く腫れている状態に用います。一方，防風通聖散は大黄と芒硝を含んでいますので承気湯類に分類され，便秘にも用いられています。

　アレルギー性鼻炎である花粉症の所見として，鼻粘膜は浮腫状で白くなることがあります。この場合は，鼻粘膜の血流を改善する川芎，辛夷を含んだ漢方薬の葛根湯加川芎辛夷，辛夷清肺湯などです。鼻粘膜の血管が収縮しているため局所の冷えがあると考え，冷えを改善する乾姜，細辛を含んだ漢方薬の小青竜湯，麻黄附子細辛湯などが用いられます。花粉症以外にも原因不明の鼻汁は，鼻粘膜が蒼白・浮腫状になっています。この場合は，二陳湯（人参，白朮・蒼朮，茯苓，甘草）を中心とした漢方薬を用います[2]（p.52 表参照）。

　また，抗生物質の代わりに漢方薬を選択する場合は，排膿散及湯，小柴胡湯加桔梗石膏，荊芥連翹湯などがあります。

　一方，嗅覚異常には，当帰芍薬散を用います。当帰芍薬散は，嗅神経の生存維持と再生に関する神経成長因子（NGF），脳由来神経栄養因子（BDNF）などの神経栄養因子を増加させます[3],[4]

5　鼻症状

消風散（しょうふうさん）	白虎加人参湯（びゃっこかにんじんとう）	木防已湯（もくぼういとう）	釣藤散（ちょうとうさん）	辛夷清肺湯（しんいせいはいとう）	小柴胡湯加桔梗石膏（しょうさいことうかききょうせっこう）
■ 3〜5	■ 15〜16	■ 6〜12	■ 5〜7	■ 5〜6	■ 10
当帰 3 知母 1〜2 地黄 3 胡麻 1〜1.5 蝉退 1〜1.5 防風 2 苦参 1〜1.5 蒼朮・白朮 2〜3 荊芥 2 木通 2〜5 甘草 1〜1.5 牛蒡子 2	知母 5〜6 甘草 2 粳米 8〜20 人参 1.5〜3	防已 2.4〜6 桂皮 1.6〜6 人参 2〜4 （あるいは 竹節人参 4）	釣藤鈎 3 橘皮（陳皮）3 半夏 3 麦門冬 3 茯苓 3 人参 2〜3 防風 2〜3 菊花 2〜3 甘草 1 生姜 1	辛夷 2〜3 知母 3 百合 3 黄芩 3 山梔子 1.5〜3 麦門冬 5〜6 升麻 1〜1.5 枇杷葉 1〜3	柴胡 7 半夏 5 生姜 1〜1.5 （あるいは ヒネショウガ 4） 黄芩 3 大棗 3 人参 3 甘草 2 桔梗 3

漢方薬を選ぶポイント

　漢方薬を選ぶ際には，季節に関係があるのか，アレルギーはないのか，症状の変化など，病気の状態をよく聞きましょう。どの漢方薬を選べばよいのか，迷うことがあります。そんなとき，安易に柴苓湯（さいれいとう）を選んでいませんか？　柴苓湯は，昔からネフローゼ症候群，膠原病，潰瘍性大腸炎などの難病に使用されてきました。鼻症状では，好酸球性副鼻腔炎にも柴苓湯が使用されています。医療用医薬品の柴苓湯の適応は，「吐き気，食欲不振，のどの渇き，排尿が少ないなどの次の諸症：水瀉性下痢，急性胃腸炎，暑気あたり，むくみ」となっています。柴苓湯は，小柴胡湯と五苓散を合わせた漢方薬です。つまり，小柴胡湯の適応「1. 体力中等度で上腹部が張って苦しく，舌苔を生じ，口中不快，食欲不振，時により微熱，悪心などのあるものの次の諸症：諸種の急性熱性病，肺炎，気管支炎，気管支喘息，感冒，リンパ腺炎，慢性胃腸障害，産後回復不全　2. 慢性肝炎における肝機能障害の改善」と五苓散の適応「口渇，尿量減少するものの次の諸症：浮腫，ネフローゼ，二日酔，急性胃腸カタル，下痢，悪心，嘔吐，めまい，胃内停水，頭痛，尿毒症，暑気あたり，糖尿病」に応用することができます。したがって，慢性的な炎症があり，その症状が水分の不均衡ならば柴苓湯が効果を発揮します。

漢方薬の説明

　麻黄を含む漢方薬には，さまざまな疾患において慎重投与の対象となり注意が必要です。ご存じのとおり麻黄は，エフェドリンを含んでいます（エフェドリンは，1885年に長井長義先生が麻黄から分離しました）。したがって，麻黄を含む漢方薬を服用する場合は，甲状腺機能亢進症，高血圧症，心疾患，糖尿病，緑内障，前立腺肥大症などの病気があるかどうかを確認する必要があります[5]（p.24 〜 25 表2，p.176 参照）。

　川芎は，セリ科センキュウ *Cnidium officianle* Makino の根茎で，北海道，岩手県，新潟県が産地です。精油成分が主体で，『古方薬議』に「頭痛，金瘡（刀などの切り傷），血閉（月経不順），心腹堅痛（上腹部痛），半身不遂（下半身の障害），鼻洪（鼻汁），吐血及び溺血（出血）を主り，膿を排し，気をめぐらし，鬱を開く（改善する）」と記載されています[6]。辛夷は，モクレン科の *M.Sprengeri* Pampanini のつぼみで，山形県，青森県，新潟県，中国が産地で

す。頭痛，蓄膿症，鼻詰まり，歯痛に用います[6]。

　また，二陳湯は嘔気，嘔吐を主とする胃症状に用いられる漢方薬で，小半夏加茯苓湯（生姜，半夏，茯苓）に陳皮，甘草が加わった処方です（p.52 表参照）。陳皮は，ミカン科温州蜜柑の果皮で，リモネン，ヘスペリジンなどを含み，胃液分泌促進，肝細胞障害抑制作用，健胃作用と鎮咳・去痰作用があります[6]。産地は，和歌山県，静岡県，四国，九州です。甘草の主成分はグリチルリチン酸で，抗炎症作用（抗アレルギー作用，炎症抑制作用など），免疫調節作用，肝機能改善作用，ウイルス増殖抑制作用などがあげられます。二陳湯を含む漢方薬には，**抑肝散加陳皮半夏**，**半夏白朮天麻湯**，**釣藤散**，**竹茹温胆湯**などがあります。

🌱 もう一歩踏み込んだアドバイス

　アレルゲン免疫療法をご存じでしょうか。舌下免疫療法，減感作療法などともよばれ，アレルギー症状を長期間和らげたり，治すことが期待できる治療法です。アレルギー性鼻炎のくしゃみ，鼻水，鼻づまりといった症状を和らげたり，抑えたりする治療法には，薬物療法（対症療法）とアレルギーそのものを治療することで原因物質（アレルゲン）に対しての体質改善が期待できるアレルゲン免疫療法（根本治療）とがあります。アレルゲン免疫療法は，アレルギーの原因であるアレルゲンを少量から投与することで，体をアレルゲンに慣らし，長期にわたって症状を抑えたり，症状を和らげたりできます。興味のある方は，医療機関の専門医へ相談しましょう[7]。

🌿 参考文献

1) Nishiyama N, et al：Japanese Traditional Medicine Bofutsushosan Increased Akkermaisia Muciniphila in Gut Microbiota and Improved Non-Alcoholic Fatty Liver Disease in Obese Mice. Gastroenterology, 152（5）：S1116, 2017
2) 菊島一仁：アレルギー性鼻炎をはじめとする鼻炎に対する東洋医学的アプローチ. MB ENTONI, 229：44-53, 2019
3) 三輪高喜, 他：嗅覚受容細胞の再生と栄養因子. 日本鼻科学会会誌, 43（1）：95-96, 2004
4) Takaki M, et al：Role of Nerve Growth Factor in the Olfactory System. Microsc Rec Tech, 58：197-203, 2002
5) 今津嘉宏：がん診療における漢方薬の活用：新薬による治療を続けるために. 新薬と臨床, 63（2）：265-272, 2014
6) 佐竹元吉, 他：漢方210処方生薬解説；その基礎から運用まで. じほう, 2001
7) 鳥居薬品：トリーさんのアレルゲン免疫療法ナビ　https://www.torii-alg.jp/mapsearch/〔2020 年 2 月閲覧〕

6 口腔症状

見逃してはいけない口腔症状

　おいしく食べることが長寿の秘訣だということをご存じでしょうか。1989（平成元）年より，厚生省（当時）と日本歯科医師会が推進している「80歳になっても20本以上自分の歯を保とう」という運動が始まりました。自分の歯でしっかりと噛むことで，脳を活性化して認知症予防，免疫力を高め，胃腸の負担を減らし，ダイエット効果も期待されています。この「8020運動」は，学童期に歯を大切にすることを学び，生活のなかでも継続して歯を守るための運動とされています。

　日常の生活において，外傷で歯が折れた，グラグラと動くようになった，歯ぐきから出血しているなどの場合は，すぐに医療機関を受診しましょう。特に小児は，永久歯に影響する場合があるため，必ず歯科医師へ相談しましょう。

口腔症状と漢方薬

　日本歯科医師会の報告書[1]には，立効散（歯牙痛，抜歯後の疼痛，歯肉炎など），半夏瀉心湯（口内炎），黄連湯（口内炎），茵蔯蒿湯（口内炎），五苓散（口渇），白虎加人参湯（口渇），排膿散及湯（歯周病，歯肉炎），葛根湯（上半身の神経痛），芍薬甘草湯（急激に起こる筋肉の痙攣を伴う疼痛，筋肉・関節痛），補中益気湯（術後の体力補強），十全大補湯（術後の体力低下）が漢方薬として記載されています。

　漢方医学の診察に欠かせないのが，舌を

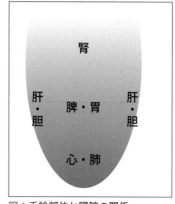

図：舌診部位と臓腑の関係

診ることです。舌診は，舌の色，舌の表面，舌の辺縁を確認します。解剖学的には，舌の先から辺縁は鼓索神経（顔面神経），舌の中央から奥は舌咽神経が支配しています。漢方医学では，舌の先は心肺，辺縁は肝胆，中央は脾胃，奥は腎が関係すると考えられています（図）。

漢方薬を選ぶポイント

●顎関節症

　顎関節症は，咬合状態，外傷，ストレス，疼痛，ブラキシズム（クレンチング：くいしばり，グラインディング：歯ぎしり，タッピング：咀嚼筋のリズミカルな収縮）などが原因と考えられています[2]。最近では，軽く歯と歯が接すること（上下歯列接触癖 Tooth Contacting Habit：TCH）も原因の一つと言われています。顎関節症には，**葛根湯**と**加味逍遙散**などが用いられます。使い方として，葛根湯は，炎症性疾患，疼痛性疾患など局所の痛みが強い場合に用いられ，加味逍遙散は，精神的な要素が関係している場合に用いられます。他にも，体力低下や全身状態から**十全大補湯**などを用いる場合があります。

●口腔乾燥症

　口腔乾燥症は，加齢，精神的ストレス，薬剤の副作用などさまざまな原因から引き起こされます。一般的に 65 歳以上では 27.6％に口腔内乾燥感があります。治療に用いられる薬剤は，降圧薬，抗ヒスタミン薬，精神安定薬，抗うつ薬，抗パーキンソン病薬，利尿薬などです[3]。また，高齢者や糖尿病による口渇には，**白虎加人参湯**などを用います。シェーグレン症候群には，**麦門冬湯**などを用います[4]（p.73 参照）。

●舌痛症

　舌痛症は，鉄欠乏性貧血，ビタミン B_{12} 欠乏，糖尿病，口腔乾燥症などで舌の痛みが認められる場合がありますが，原因は心身医学的な要因が大きいと考えられています。

　そこで，狭義の舌痛症診断基準（表 1）が参考になります[5]。貧血がある場合は，鉄剤やビタミン B_{12} などを用いますが，漢方薬としては，**当帰芍薬散**，**十全大補湯**などを用います。精神的要因が大きい場合は，**柴胡桂枝乾姜**

表1：狭義の舌痛症診断基準（慶應義塾大学歯科口腔外科　1990年)[5]

1. 舌に表在性の疼痛あるいは異常感[※]を訴えるがそれに見合うだけの局所あるいは全身性の病変[※※]が認められない。
2. 疼痛あるいは異常感は，摂食時に軽減ないしは消失し増悪しない。
3. 経過中に以下の3症状のうち少なくとも1症状を伴う。
   (1) 癌恐怖
   (2) 正常舌組織を異常であると意味づける
   (3) 舌痛症状を歯あるいは保存補綴物（ほぞんほてつぶつ）などと関連づけて訴える
4. うつ病・統合失調症などの内因性精神障害に基づく症状ではない。

以上の4項目を満たすものをいう。

※　　ヒリヒリ，ピリピリ，チリチリ，ザラザラ，シビレルなどと表現する。
※※　鉄欠乏性貧血，ビタミンB_{12}欠乏，糖尿病，口腔乾燥症などによる器質的変化がない。

湯（とう），桂枝加竜骨牡蛎湯（けいしかりゅうこつぼれいとう）などを用います。

●味覚障害

　味覚障害は，特発性，亜鉛欠乏性，薬剤性，感冒後，全身疾患性，心因性，医原性，舌疾患性，外傷性などが原因です。特発性，亜鉛欠乏性，薬剤性，感冒後，全身疾患性などの受容器障害には原則亜鉛内服療法を行います。鉄欠乏症例には鉄剤内服，口腔乾燥では人工唾液，塩酸セビメリンなどの唾液分泌促進薬を用います[6]。漢方薬では，補中益気湯，柴胡加竜骨牡蛎湯（さいこかりゅうこつぼれいとう）などが用いられます。

　漢方医学の五行説では，味覚異常も一つの症状として考えます。理論的根拠はわかりませんが，経験的な考え方として知っておくと便利です（表2）。

表2：五行説

味	香	臓	腑	季節	方角	色	悪	感情	顔
酸	臊（そう）	肝	胆	春	東	青	風	怒	目
苦	焦（しょう）	心	小腸	夏	南	赤	熱	喜(笑)	舌
甘	香	脾	胃	土用	中央	黄	湿	思(慮)	口
辛	腥（せい）	肺	大腸	秋	西	白	燥	悲(憂)	鼻
鹹（かん）	腐（ふ）	腎	膀胱	冬	北	黒	寒	恐(驚)	耳

●歯周病

　歯周病は，細菌性因子，環境因子，宿主因子などが関係します。細菌性因子の場合は，十味敗毒湯，排膿散及湯を用います。環境因子として炎症の場合は，黄連，黄芩，黄柏，大黄，山梔子などを含む漢方薬（**半夏瀉心湯，茵蔯蒿湯，黄連湯，黄連解毒湯**など）を用います（p.83 表 4 参照）。宿主因子として免疫低下の場合は，漢方薬の補剤（補中益気湯，十全大補湯，人参養栄湯など）を用います。

●口臭症

　口臭症は，唾液分泌低下，口内の清掃不良，虫歯，歯周病などが原因となります[5]。2000 年の国際口臭学会によって，口臭は真性口臭症，仮性口臭症，口臭恐怖症の 3 つに分類し，真性口臭症は，さらに生理的口臭と病的口臭に分類されています[5]。生理的口臭は，口腔ケアやブレスケアを行います。病的口臭は，全身由来と口腔由来があります。全身由来には，胃腸を整える漢方薬を用い，口腔由来には，口腔ケアを行います。

　抜歯後の疼痛には，非ステロイド性消炎鎮痛薬やトラムセット配合剤が用いられます。漢方薬は，**立効散，桂枝加朮附湯，治打撲一方**などが用いられます[8),9)]。

●口内炎

　口内炎は，原因からアフタ性・カタル性・ウイルス性・カンジダ性・ニコチン性などに分類されます。また，がん患者に対する抗がん薬治療や放射線治療による口内炎があります。消毒薬や消炎鎮痛薬，ステロイド系軟膏など対症療法が行われます。漢方薬は，**半夏瀉心湯，茵蔯蒿湯，黄連湯，黄連解毒湯**などを用います（p.83 表 4 参照）。半夏瀉心湯を口内炎に用いる場合は，①鎮痛作用，②治癒促進作用，を活用します。濃度依存性ですから，できるだけ高濃度のペーストを作るために半夏瀉心湯を少量（20mL）の熱湯（80℃以上）で溶解しペーストにします。

　"鎮痛作用"に用いる場合は，食前 5 分前に局所へ塗布します。強い刺激がありますので，必ず使用時に「想像以上の痛みがあります」「浸みてびっくりします」と説明する必要があります。塗布 1 分後には，痛みがなくなりますので，口内炎があっても無痛で経口摂取が可能となります。

　"治癒促進作用"に用いる場合は，食後，就寝前に塗布します。局所へ長

時間接触させることで治癒促進があります。口内炎は，10日前後で自然治癒しますが，半夏瀉心湯を用いると5日前後で治癒します。

漢方薬の説明

　口腔症状は，歯，舌，口腔粘膜などの病気と全身の病気が組み合わさっています。日本歯科医師会の報告書[1]に記載されている漢方薬だけでは，十分な治療ができません。「木を見て森を見ず」と言うように，体全体が理解できていないと口症状を改善することは困難です。局所療法として漢方薬を使う場合は，速効性があります。しかし，再発や難治性の場合は，体全体から治していく必要があります。ここにあげた漢方薬の使い方は，ほんの一部です。ぜひ，「森」を診て漢方薬を活用しましょう。

　例えば，黄芩（バイカレイン），黄連（ベルベリン，コプチシン），乾姜（[6]-ショウガオール），半夏（ホモゲンチジン酸）には，*Porphyromonas gingivalis* や他の歯周病の起因菌となるグラム陰性桿菌のみに抗菌力があり，グラム陽性菌や真菌には抗菌力がない[10]ため，口腔ケアに用いることができます。

もう一歩踏み込んだアドバイス

　唾石症をご存じでしょうか。唾液腺に石ができる病気です。あごの違和感，痛み，腫れ，首や肩の凝りなどの症状を伴います。口腔外科では，唾液腺を切開するなど外科的治療が必要となる病気です。漢方薬では，立効散や排膿散及湯が使われます。エキス剤にはありませんが，唾石症にはクチナシの実の山梔子を含んだ排膿散が使われます。『金匱要略』にある排膿散の桔梗を山梔子にしたものが，唾石散です。唾石散は，枳実4.5g，芍薬4.5g，山梔子3.0g，甘草2.0gで構成される漢方薬です[11]（表3）。

　皮膚や内臓の化膿性疾患に用いられる漢方薬に，癰瘍剤があります。癰瘍剤は，皮膚にできる化膿性疾患（疔，癰，癤，丹毒，化膿性粉瘤など）に，十味敗毒湯，排膿散及湯などが用いられます。内臓の化膿性疾患（虫垂炎，肝膿瘍，憩室炎など）には，大黄牡丹皮湯，腸癰湯などが用いられます。これらの漢方薬は，口腔内疾患にも応用することができます。十味敗毒湯は，急性化膿性疾患に用います。排膿散及湯は，炎症の程度が十味敗毒湯よりも軽い状態に

表 3：排膿散，排膿湯，排膿散及湯，唾石散　　　　　　　　　　（＊：配合しない場合も可）

	はいのうさん 排膿散	はいのうとう 排膿湯	はいのうさんきゅうとう 排膿散及湯	だ せきさん 唾石散
き じつ 枳実	■ 3〜10		■ 2〜3	■ 4.5
しゃくやく 芍薬	■ 3〜6		■ 3	■ 4.5
き きょう 桔梗	■ 1.5〜2	■ 1.5〜5	■ 3〜4	
かんぞう 甘草		■ 1.5〜3	■ 3	■ 2
しょうきょう 生姜		■ 0.5〜1(あるいはヒ ネショウガ 1〜3)	■ 0.5〜1(あるいはヒ ネショウガ 2〜3)	
たいそう 大棗		■ 2.5〜6	■ 3〜6	
さん し し 山梔子				■ 3
その他	卵黄 1個＊			

用います。大黄牡丹皮湯と腸癰湯は，便秘傾向のある場合に用います。

6
口腔症状

🌱 参考文献

1) 日本歯科医師会：薬価基準による歯科関係薬剤点数表. 平成30年4月1日現在
2) 日本顎関節学会・編：顎関節症の指針2018　http://kokuhoken.net/jstmj/publication/file/guideline/guideline_treatment_tmj_2018.pdf〔2020年2月閲覧〕
3) 柿木保明, 他：年代別にみた口腔乾燥症状の発現頻度に関する調査研究；厚生科学研究費補助金長寿科学総合研究事業「高齢者の口腔乾燥症と唾液物性に関する研究」平成13年度報告書. pp19-25, 2002
4) 大野修嗣：免疫疾患の漢方薬 RCT；シェーグレン症候群の唾液分泌障害に対する漢方薬治療の効果. 漢方と最新治療, 15：134-140, 2006
5) 永井哲夫, 他：舌痛症の診断基準についての検討. 日本歯科心身医学会雑誌, 5 (1)：9-14, 1990
6) 任 智美, 他：味覚障害の基礎と臨床. 口腔・咽頭科, 30 (1)：31-35, 2017
7) 日本口臭学会：学会ガイドライン　http://jams-site.kenkyuukai.jp/special/index.asp?id=8228＆l=1〔2020年2月閲覧〕
8) 王 宝禮：口腔疾患領域と漢方医学；TSUMURA Medical Today (ラジオ日経 領域別入門漢方医学シリーズ)
9) 王 宝禮, 他：歯科口腔外科領域における漢方治療のエビデンス. 歯科薬物療法, 34 (1)：23-30, 2015
10) Fukamachi H, et al：Effects of Hangeshashinto on Growth of Oral Microorganisms. Evid Based Complement Alternat Med, 2015：512947, 2015
11) 桐沢奨二：著効をみた唾石散(修琴堂方)の経験. 漢方の臨床, 33 (5)：289-291, 1986

7 呼吸器症状

見逃してはいけない呼吸器症状

空気の通り道を気道あるいは呼吸器系と言い，気道は，上気道，下気道に分けられます。上気道は，口，鼻から口腔から咽頭，喉頭までを，下気道は気管から肺までを指します。

上気道症状で見逃してはいけない病気が，扁桃周囲膿瘍です。扁桃周囲膿瘍は，急性扁桃炎から炎症が周囲に広がり激しい咽頭痛と開口障害や耳への放散痛を伴います。高熱，脱水症状，全身倦怠感など全身状態が悪化した場合は，救急対応が必要となります。また，小さな子どもの場合は，切開排膿が必要になることもあります。大人でも膿瘍が神経を圧迫して重症化することがありますから，注意が必要です。

咳，痰，息切れなど，経験する症状ですが，見逃してはいけないのは，①2週間以上続く咳，②色のついた痰，③軽い負荷による息切れ——です。

1）　2週間以上続く咳

ウイルスや細菌感染では，一般的に数日間咳症状が続きますが，14日以上にわたって症状が続く場合は，注意が必要です。発熱や痰がみられなくても肺炎などを起こしている可能性もありますので，医療機関の受診を勧めましょう。

2）　色のついた痰

気道の表面を覆っている繊毛が，ウイルスや細菌を粘液で固めて体外へ押し出す塊が痰です。痰の色が透明で白色であれば感染は軽く，黄色から緑色，茶色へと濃い色になると感染が強いと判断します。血液が混じっている場合は，粘膜の炎症が強いため出血があると判断されます。肺の中から出血がある場合は，鮮血で明るい色をしています。

3）　軽い負荷による息切れ

肺の機能が低下してくると酸素が十分に取り込めなくなるため，軽い動作

をするだけでも息切れがします。心臓疾患でも血液の循環が悪くなり，息切れがすることがありますので鑑別が必要です。心臓疾患が原因の場合は，脈拍数が速くなったり，血圧の変動などを伴うのが特徴です。

呼吸器症状と漢方薬

　人間は，酸素が摂れなくなると死んでしまいますので，呼吸器症状に対してはしっかりと対応する必要があります。治療薬も多数の種類があり，吸入薬（気管支拡張薬，ステロイド薬，抗アレルギー薬など），内服薬（鎮咳薬，去痰薬など），貼付薬（気管支拡張薬）などから症状に合わせて選択します（表1，表2）。これらに感染症に対する抗菌薬が加わります。

表1：交感神経と副交感神経[1]

	節前神経	節後神経	受容体
交感神経	アセチルコリン	ノルアドレナリン アドレナリン	α受容体：血管収縮 　α$_1$：血管収縮，瞳孔散大，前立腺収縮など 　α$_2$：神経系作用など β受容体：心拍数増大 　β$_1$：心臓：心収縮増大，子宮平滑筋弛緩など 　β$_2$：気管支・血管：拡張など
副交感神経	アセチルコリン	アセチルコリン	ムスカリン受容体 ニコチン受容体

表2：遮断薬と作動薬[1]

	遮断薬　Blocker	作動薬　Agonist
α	α$_1$遮断薬：高血圧症，前立腺肥大症（タムスロシン），緑内障（ブナゾシン）	α作動薬：血管収縮点鼻薬
	α$_2$遮断薬：抗うつ薬（ミアンセリン）	中枢性α$_1$作動薬：腎性高血圧症（クロニジン）
	α$_1$β$_1$遮断薬：心不全（カルベジロール）	Noradrenalin前駆体薬：パーキンソン病
β	β遮断薬：本態性高血圧症，腎性高血圧症，狭心症，頻脈性不整脈（Vaughan Williams分類II群），緑内障（チモロール），甲状腺機能亢進症（プロプラノロール）	β$_2$作動薬：気管支喘息，気管支炎（吸入：プロカテロール，経口：クレンブテロール），流産・早産防止（リトドリン）

抗菌薬 [2), 3] と漢方薬

抗生物質（表3）は20世紀の大発見の一つであり，呼吸器疾患だけでなく，多くの疾患治療に活用されています。

抗生物質と漢方薬の併用は，特に問題ありませんが，いくつか注意する点があります。漢方薬の構成生薬のうち，竜骨，牡蛎，石膏，滑石などの鉱物生薬には制酸作用があります。これらの生薬は，フルオロキノロン系抗菌薬，テトラサイクリン系抗菌薬などとキレートを生成し，抗菌薬の吸収率を低下させるので，注意が必要です。

抗生物質が使用される場合，漢方薬の作用が減弱されることを考慮する必要があります。漢方薬に使われる一部の生薬は，大腸の腸内細菌で加水分解されることで有効成分が吸収され，作用を発揮します（表4）。この成分は，内服後6〜9時間で代謝された後，12時間以上経過すると血中濃度が最高になります [4]。抗生物質が使用されると腸内細菌叢が変化し，漢方薬の作用が減弱されてしまいますので，プロバイオティクス（ビフィズス菌などの整腸薬）を併用する必要があります（p.90参照）。

漢方薬を選ぶポイント

人体の構造で外界と直に接している部分は，皮膚，呼吸器系上皮細胞，消化器系粘膜です。これらは，ウイルスや細菌など外界からの攻撃から体を守る免疫機能をもっています。生命維持に必要なガス交換をする呼吸器系の機能を保つためにさまざまな薬剤を用います。感染症には，抗ウイルス薬，抗生物質などの抗菌薬を，感染に伴った症状には抗炎症薬，去痰薬など，また気道の狭窄には気管支拡張薬など，数種類を組み合わせることも少なくありません。

呼吸器症状に用いる漢方薬も，多岐にわたります。呼吸器系に用いられる漢方薬は，原因，症状，病態によって使い分けます。

原因は，急性，亜急性，慢性を考慮します。原因が風邪のようにウイルスや細菌による急性感染症の場合は，桂枝湯を中心とした漢方薬を用います（p.20「発熱」参照）。気管支喘息のように亜急性の場合は，麻黄を含む漢方薬を用います。慢性では，基礎疾患による免疫力が低下している状態や高齢者など体力が低下している場合は，人参湯を中心とした漢方薬を用います（p.75「上部消化器症状」参照）。

表 3：抗生物質

1) ペニシリン系：適グラム陽性球菌（好気性，嫌気性）
   古典的ペニシリン：ベンジルペニシリン
   ペニシリナーゼ抵抗性ペニシリン
   広域ペニシリン：アンピシリン，アモキシシリン
   広域ペニシリン＋βラクタマーゼ阻害薬：アンピシリン・スルバクタム，アモキシシ
   リン・クラブラン酸
   緑膿菌に有効なペニシリン：ピペラシリン
   緑膿菌に有効なペニシリン＋βラクタマーゼ阻害薬：ピペラシリン＋タゾバクタム

2) セフェム系：適グラム陽性球菌，グラム陰性桿菌

	グラム陽性菌	グラム陰性菌	緑膿菌
第一世代	強	弱	無効
第二世代	やや強	やや強	無効
第三世代	弱	強	一部有効
第四世代	強	強	有効

   第一世代：セファゾリン
   第二世代：インフルエンザ菌に活性のあるグループ：セフォチアム
   　　　　　バクテロイデス属に活性のあるセファマイシン系：セファタゾール，フ
   　　　　　ロモキセフ
   第三世代：緑膿菌への活性が乏しいグループ：セフォタキシム，セフトリアキソン
   　　　　　緑膿菌への活性のあるグループ：セフタジジン，セフォペラゾン・スル
   　　　　　バクタム
   第四世代：適 MSSA，肺炎球菌，緑膿菌：セフェピム

3) カルバペネム系：適真菌，寄生虫以外の嫌気性菌：イミペネム・シラスタチン，メ
   ロペネム，パニペネム・ベタミプロン，ドリペネム

4) モノバクタム系：適腎毒性のないアミノグリコシド，グラム陰性菌：アズトレオナ
   ム

5) ペネム系：βラクタマーゼに安定な古典的ペニシリン：ファロペネム

6) アミノグリコシド系：適通性嫌気性のグラム陰性桿菌：ゲンタマイシン，アミカシン

7) キノロン系：腎毒性のないアミノグリコシド
   第一世代：適グラム陰性桿菌（緑膿菌以外）：ナリジクス酸
   第二世代：適第一世代＋緑膿菌：ノロフロキサシン，シプロフロキサシン
   第三世代：適第二世代＋グラム陽性球菌：レボフロキサシン，スパルフロキサシン，
   　　　　　トスフロキサシン
   第四世代：適第三世代＋嫌気性菌：ガレノキサシン，モキシフロキサシン，シタフ
   　　　　　ロキサシン

8) テトラサイクリン系：ミノマイシン，ドキシサイクリン

9) マクロライド系：適グラム陽性球菌：エリスロマイシン，クラリスロマイシン，アジ
   スロマイシン

10) リンコマイシン系：クランダマイシン

11) ホスホマイシン系：ホスホマイシン

12) ポリペプチド系：適 MRSA，グラム陽性：バンコマイシン，テイコプラニン

13) 環状ポリペプチド系：適グラム陽性：ダプトマイシン

14) オキサゾリジノン系：適グラム陽性：リネゾリド

15) その他：リファンピシン，ST 合剤，メトロニダゾール

7 呼吸器症状

表 4：腸内細菌による漢方有効成分の代謝

生薬	有効成分	代謝物	腸内細菌	代謝酵素
Aloe ろ かい 蘆薈（アロエ）	Aloesin, Aloeresin A Barbaloin	Aloesone Aloe-emodin anthrone	Eubacterium	glucosidase
Aconiti Tuber ぶ し う ず 附子，烏頭	Aconitine	Lipoaconitine	Bacteroides, Clostridium, Klebsiella	glucosidase
Anemarrhenae Rhizoma ち も 知母	Mangiferin	Northyriol		glucosidase
Aristolochiae ば れいしょ 馬兜鈴	Aristolochic acid	N-Hydroxy- aristolactam, Aristolactam		
Bupleuri Radix さい こ 柴胡	Saikosaponin	Saikogenin		
Carthami Flos こう か 紅花	Safflor yellow B	Carthamin, Hydroxy-safflor yellow A		
Gardeniae Fructus さん し し 山梔子	Geniposide Gardenoside	Genipin Gardenogenin	Eubacterium	β-glucosidase β-glucosidase
Glycyrrhizae Radix かんぞう 甘草	Glycyrrhizin	Glycyrrhetic acid	Eubacterium	β-glucuronidase
Ginseng Radix にんじん 人参	Ginsenoside	Protopanaxadiol	Eubacterium	β-glucosidase
Magnoliae Cortex こうぼく 厚朴	Magnolol	Isomagnolol		
Paeoniae Radix しゃくやく 芍薬	Albiflorin Paeoniflorin	Albimetabolin Paeonimetabolin I, II	Bacteroides, Lactobacillus	β-glucosidase, esterase
Plantaginis Semen しゃぜん し じ おう 車前子，地黄	Aucubin	Aucubigenin	Bacteroides, Bifidobacterium	
Rhei Rhizoma, Sennae Folium だいおう 大黄	Sennoside Sennidin	Sennidin Rheinanthrone	Bifidobacterium Peptostreptococ- cus	β-glucosidase reductase
Scutellariae Radix おうごん 黄芩	Baicalin	Baicalein	E. coli, Streptococcus	β-glucuronidase
Sophorae Flos かい か 塊花	Rutin	Quercetin	Bacteroides, Streptococcus	β-glucosidase
Swertiae Herba とうやく 当薬（センブリ）	Homoorientin Swertiamarin	Luteolin, Eriodictyol Erythrocentaurin, Gentianine		glucosidase β-glucosidase

　症状は，上気道（口腔，鼻腔，咽頭，喉頭など）と気道（気管，気管支，肺など）の症状に，消化器症状との鑑別が必要になります。

　抗生物質がない時代に考えられた漢方薬ですが，感染症には，抗生物質の副作用防止や耐性菌予防の目的で用います。拘束性肺疾患のうちアレルギー疾患には，腸内環境を整え腸管免疫を調節する目的で，間質性肺炎には，局所の炎症を調節する漢方薬を用います。閉塞性肺疾患は，利水剤，麻黄を含む漢方薬などを用います。

漢方薬の説明

●のどの症状

　のどの症状を緩和するために，漢方薬ではうがい薬として桔梗湯（ききょうとう）を用いることがあります。うがい薬として使用する場合は，300 〜 500mL に 1 日分の桔梗湯を溶解し，うがいをします。

　また，のどの違和感に対しては，半夏厚朴湯（はんげこうぼくとう），茯苓飲（ぶくりょういん）などを用います。半夏厚朴湯は，悪阻（つわり）に用いる小半夏加茯苓湯（しょうはんげかぶくりょうとう）に厚朴と蘇葉が加わった漢方薬です。注意したいのは，逆流性食道炎の症状にものどの違和感があるので鑑別が必要です。これらは解剖学的に呼吸器系と消化器系に分類されますが，臨床的に鑑別することは容易ではありません。

　医療用の半夏厚朴湯は，「気分がふさいで，咽喉，食道部に異物感があり，ときに動悸，めまい，嘔気などを伴う次の諸症：不安神経症，神経性胃炎，つわり，せき，しわがれ声，神経性食道狭窄症，不眠症など」に用いられます（p.51 参照）。茯苓飲は，「吐きけや胸やけがあり尿量が減少するものの次の諸症：胃炎，胃アトニー，溜飲など」に用いられます。

　のどからみぞおち（心窩部）までの広い範囲におよぶ違和感は，症状のバランスを考え，症状がのどに多い場合は半夏厚朴湯，みぞおち（心窩部）に多い場合は茯苓飲です。

　また，のどの痛みに対しては，桔梗湯，麻黄附子細辛湯（まおうぶしさいしんとう），小柴胡湯加桔梗石膏（しょうさいことうかききょうせっこう）などを用います。このときに，痰がない場合は，麻黄附子細辛湯，痰がある場合は，小柴胡湯加桔梗石膏を用います。咳がある場合は，麦門冬湯（ばくもんどうとう），滋陰降火湯（じいんこうかとう），清肺湯（せいはいとう），竹茹温胆湯（ちくじょうんたんとう）（柴胡含む），滋陰至宝湯（じいんしほうとう）（柴胡含む）など「麦門冬（ばくもんどう）」を含んだ漢方薬を用います。

7
呼吸器症状

●咳症状

　咳症状に漢方薬を選択するときに，乾いた咳の場合は，**麦門冬湯，滋陰降火湯**などを用います。特に麦門冬湯は，発作的に起こる乾いた咳，胸部手術後の咳などに用います。滋陰降火湯は，慢性の乾いた咳に用います。

　一方，湿った咳の場合は，**清肺湯，竹茹温胆湯，滋陰至宝湯**などを用います。清肺湯は，湿った咳，痰の多く出る咳などに用います。竹茹温胆湯（柴胡含む）は，長引く咳と精神的要因がある場合に用います。滋陰降火湯と竹茹温胆湯（柴胡含む）は，夕方から夜間に咳が多くなる場合に用います。滋陰至宝湯（柴胡含む）は，湿った咳と咽頭違和感に用います。逍遙散（p.133「女性疾患」参照）に，牡丹皮と山梔子が加わると**加味逍遙散**になります。加味逍遙散に呼吸器系で作用する地骨皮，麦門冬，知母と気剤（p.50「耳症状」参照）の陳皮，香附子が加わると**滋陰至宝湯**です。

　咳に痰が加わるとき何らかの炎症があると考え，**小柴胡湯，柴胡桂枝湯，柴胡桂枝乾姜湯，柴朴湯，柴陥湯，柴胡清肝湯**など「柴胡」を含んだ漢方薬を用います。

●気道狭窄症状

　気管支喘息のように気道の狭窄を伴う急性期〜亜急性期の場合は，**麻黄湯，麻杏甘石湯，五虎湯，神秘湯**など「麻黄」を含んだ漢方薬を用います。麻黄からエフェドリンが生成されますので，気管支拡張作用があります。エフェドリンの最大1日用量は75mgなので，麻黄に含まれるエフェドリンと気管支拡張薬を併用する場合は，作用が増強されることがあります。麻黄1gをエフェドリンに換算するとエフェドリン約7〜10mg相当となります[5), 6)]。

　慢性期の喘息は，**六君子湯，六味丸**などを用います。慢性的な炎症による気道粘膜の障害を改善させる目的で，六君子湯など人参湯類で消化機能を改善し，六味丸，**八味地黄丸**などで代謝機能を改善します。八味地黄丸は，ACTH，コルチゾールに影響を与えず，尿中17OHCSを上昇させることが報告[7)]されていますので，八味地黄丸などを長期投与することでステロイドの投与量を減少させることができます。

●その他の症状

　呼吸器系を温め胃腸の調子を整えるときに，**参蘇飲**などを用います。参蘇

飲は，香蘇散に六君子湯が加わった漢方薬です。また，頭痛を伴っている場合は，**川芎茶調散**などを用います。

もう一歩踏み込んだアドバイス

　麦門冬湯は，麦門冬，半夏，粳米，大棗，人参，甘草で構成される漢方薬です。末梢気道でケミカルメディエーターの産生・遊離を抑制し，炎症の軽減することで，鎮咳作用を発揮します[8]。

1)　求心性神経の興奮抑制作用（鎮咳）
　(1) 気道炎症で生じる NO 産生を抑制し，タキキニン（Substance P, ニューキノロン A）の放出を抑制します。
　(2) タキキニン不活化作用を有する中性エンドペプチダーゼ酵素（NEP）の活性低下を予防します。
　(3) タキキニン受容体に対する拮抗作用。
　(4) 麦門冬に含まれるオフィオポゴニンが求心性神経の興奮を抑制します。
　(5) ACE 阻害薬による咳嗽（NK2 レセプターが関与）を抑制します。
2)　気道粘膜での抗炎症作用
　(1) 甘草に含まれるグリチルリチンが，炎症で亢進した粘液産生を抑制します。
　(2) 気道への多形核白血球の浸潤と 1 次感覚神経終末から放出される Substance P を用量依存性に抑制します。
3)　肺サーファクタント分泌促進作用（去痰）
　(1) β_1 アドレナリン受容体 mRNA 発現量を増加し，肺サーファクタント分泌促進します。
　(2) 粘液線毛輸送は，用量依存性に粘液線毛クリアランスを促進します。
4)　気管支腺からの水分分泌正常化作用（滋潤）（p.44「眼症状」参照）
　(1) 炎症時に産生される NO により AQP5 の機能や発現量が減少します。
　(2) 水透過性が抑制され，乾燥状態となります。
　(3) 消去作用（抗酸化作用）により，AQP5 が回復します。

🌱 参考文献

1) 谿 忠人：麻黄配合剤の注意の「なぜ(1)」. 漢方調剤研究, 12 (2)：5-8, 2004
2) 矢野邦夫：ねころんで読める抗菌薬；やさしい抗菌薬入門書. メディカ出版, 2014
3) 染方史郎：染方史郎の 楽しく覚えず好きになる 感じる細菌学×抗菌薬. じほう, 2020
4) 本間真人：漢方薬の薬物速度論解析. 薬剤学, 66 (1)：44-49, 2006
5) 山本恵一：漢方製剤投与後のヒト血漿中のエフェドリン類のGC/MS分析法. 医学と生物学, 111 (3)：157-160, 1985
6) 矢船明史, 他：小青竜湯投与後の血中エフェドリン動態. 日本東洋医学雑誌, 43 (2)：275-283, 1992
7) 上海医科大学：腎の現代医学的研究. 中国漢方, pp105-115, 1985
8) 日本呼吸器学会：咳嗽に関するガイドライン第2版　https://www.jrs.or.jp/modules/guidelines/index.php?content_id=57 〔2020年2月閲覧〕

8 上部消化管症状

見逃してはいけない上部消化管症状

1.　腹痛

　胃の調子が悪いとき「ガンかもしれない」と心配して病院へ受診される方がいらっしゃいます。胃がんの症状として教科書には，消化不良や胃痛などが記載されています。しかし，胃がんは何らかの症状がでてから見つかることは少なく，逆に早期で発見される場合は，まったくと言っていいほど症状がありません。

　胃，十二指腸，小腸，脾臓，肝臓，胆嚢，膵臓など上腹部にある臓器の痛みは，腹腔神経叢に集まります。このため，どの臓器の痛みなのか，自分でも判断ができません。ポイントは，①痛みに強弱があるか，②痛みは左右どちらにあるか，③痛みの他に症状を伴っているか——です。

①痛みに強弱があるか：胃から小腸にかけての痛みと胆嚢の痛みには"強弱"があります。また，脾臓，肝臓，膵臓の痛みは，"強弱"がありません。

②痛みは左右どちらにあるか：消化管症状の多くはお腹の中央が痛くなります。左右どちらかに偏っている場合は，筋肉痛や神経痛の場合があります。

③痛みの他に症状を伴っているか：胃から小腸までの消化管からくる痛みは，必ず食欲の変化や消化吸収の変化があります。脾臓，肝臓，膵臓の場合は，お腹を押すと重苦しい感じや体のだるさなど全身症状があります。

　では，臓器別に腹痛を考えてみましょう（図）。

　腹痛で救急外来を受診して外科的治療が必要となる場合，胃〜大腸の疾患は「敗血症へ移行する可能性があるかどうか」を考えます。以前は，胃十二指腸潰瘍穿孔は緊急手術の適応でした。しかし，急性虫垂炎，大腸憩室炎も同様に，禁飲食，抗生物質投与など保存的治療でも治癒する症例があります。腸閉塞のうち絞扼性イレウスは，虚血性変化を伴いますので外科的治療の適応になります。忘れてはいけないのが，腹腔動脈や上腸間膜動脈などの血栓症です。

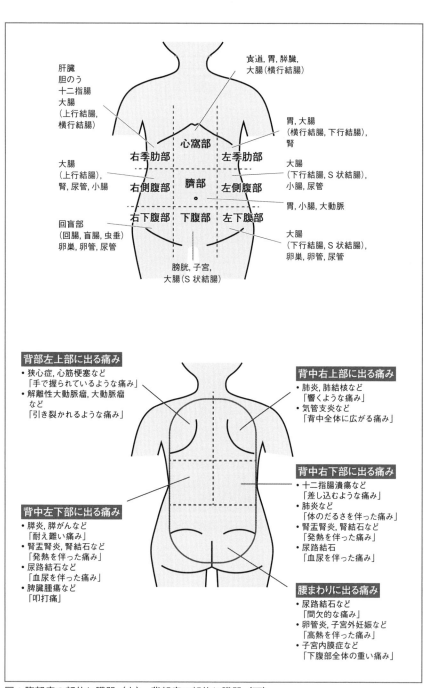

図：腹部痛の部位と臓器（上），背部痛の部位と臓器（下）

腹部痛の部位と臓器

肝臓
胆のう
十二指腸
大腸
（上行結腸,
横行結腸）

食道, 胃, 膵臓,
大腸（横行結腸）

胃, 大腸
（横行結腸, 下行結腸）,
腎

大腸（上行結腸）,
腎, 尿管, 小腸

大腸
（下行結腸, S 状結腸）,
小腸, 尿管

右季肋部　心窩部　左季肋部

右側腹部　臍部　左側腹部

右下腹部　下腹部　左下腹部

胃, 小腸, 大動脈

回盲部
（回腸, 盲腸, 虫垂）
卵巣, 卵管, 尿管

大腸
（下行結腸, S 状結腸）,
卵巣, 卵管, 尿管

膀胱, 子宮,
大腸（S 状結腸）

背部痛の部位と臓器

背部左上部に出る痛み
• 狭心症, 心筋梗塞など
　「手で握られているような痛み」
• 解離性大動脈瘤, 大動脈瘤
　など
　「引き裂かれるような痛み」

背中右上部に出る痛み
• 肺炎, 肺結核など
　「響くような痛み」
• 気管支炎など
　「背中全体に広がる痛み」

背中右下部に出る痛み
• 十二指腸潰瘍など
　「差し込むような痛み」
• 肺炎など
　「体のだるさを伴った痛み」
• 腎盂腎炎, 腎結石など
　「発熱を伴った痛み」
• 尿路結石
　「血尿を伴った痛み」

背中左下部に出る痛み
• 膵炎, 膵がんなど
　「耐え難い痛み」
• 腎盂腎炎, 腎結石など
　「発熱を伴った痛み」
• 尿路結石など
　「血尿を伴った痛み」
• 脾臓腫瘍など
　「叩打痛」

腰まわりに出る痛み
• 尿路結石など
　「間欠的な痛み」
• 卵管炎, 子宮外妊娠など
　「高熱を伴った痛み」
• 子宮内膜症など
　「下腹部全体の重い痛み」

一過性に腹痛を認めますが，いったん症状が消失する場合があるため救急外来でも見逃すことがあります。

　肝臓が原因の右上腹部痛は，緊急対応となる症例が少なく，多くは胆嚢と右腎臓を考えます。胆嚢内胆石症，総胆管結石症による嵌頓が原因で腹痛が発症した場合，結石が移動すれば病態は改善しますが，嵌頓したままですと敗血症へ移行する危険性がありますので，入院治療が必要となります。腎臓による腹痛は，側腹部から背部の叩打痛で鑑別します。感染症による急性腎盂腎炎，尿の通過障害による水腎症，腎臓動脈の血栓による腎梗塞があります。治療は，医療機関で行います。

　膵臓が原因の腹痛は，軽症の場合は，腹痛に嘔気，嘔吐，背部痛を伴います。重症の場合は，激痛で自分の膝を抱える姿勢（Chest-knee position）をとるため，救急搬送されます。

　脾臓が原因の腹痛は，打撲による脾破裂です。他臓器損傷を伴っていなければ保存的治療，血管内治療など保存的治療が行われます。

2.　吐血

　突然，口から血が出るとびっくりします。口の中が切れて出血しているのか，のどからでているのか，もっと奥からなのか，とても不安になります。吐血と喀血の違いはご存じですか。吐血は消化管からの出血，喀血は呼吸器からの出血です。しかし，自分で区別することは難しい場合が多いでしょう。救急対応が必要な出血が呼吸器から出ている場合は，呼吸苦が出現します。消化器からの出血は，全身症状を伴います。どちらも医療機関での治療が必要になります。

上部消化管症状と漢方薬

　喉から食道，胃，十二指腸を検査するには，胃カメラ（上部消化管内視鏡検査）を使います。太さ 1cm 以下の管に光源と鉗子を通す部分と吸引する機能がついた医療機器です。私が医師になった 30 年余り前は，胃カメラに写真機を取り付けてパシャパシャと撮影しながら検査をしていました。現在は，胃カメラの尖端に小型撮影素子（CCD など）が取り付けられ柔軟性も増し，光源もハロゲンライトから LED になりました。以前よりも格段に画像が良くなり，診断精度も上がりました。さらに，早期食道がんや胃がんを治療することもで

きるようになりました。しかし，胃カメラで異常が見られない場合でも，患者さん自身に症状がある場合があります。胃炎も胃潰瘍もないのに，胃が痛んだり，もたれたりするとき，これらを"機能性ディスペプシア"と診断します。機能性ディスペプシアは，胃・十二指腸の運動障害，知覚過敏，精神的要因，胃酸，ヘリコバクター・ピロリ菌，遺伝的要因，環境要因などが原因と考えられています[1]。機能性ディスペプシアの治療は，消化管運動機能改善薬，酸分泌抑制薬が第1選択薬となりますが，これに抗不安薬，抗うつ薬などを加える場合があります。また，機能性ディスペプシアは漢方薬と相性が良く，さまざまな治療効果が期待できます。

小腸を検査する方法は，小腸内視鏡とカプセル内視鏡（長さ26mm，幅11mm）があります[2]。小腸に関しては，これまで検査方法が確立されていなかったので病気自体がよくわかっていませんでした。しかし，現在は小腸内視鏡とカプセル内視鏡によっていろいろなことがわかってきています[3]。

肝臓・胆嚢・膵臓は，解剖学的に難しく働きも複雑です。肝臓は，お酒（アルコール）を分解するだけでなく，腸で吸収したさまざまなものを分解し体に必要な成分へ変える働きと老廃物を処理して解毒したり，免疫機能を活性化してくれます[4]。胆嚢は，肝臓で作られた消化液"胆汁"を貯めておき，濃縮してくれます。胆汁は脂肪の消化吸収に欠かすことができません[5]。また，膵臓は，蛋白質を消化する膵液と血糖値をコントロールするインスリンを分泌します[6]。脾臓は，古くなった血球を処理したり，血液を貯蔵したりしています[7]。

🌱 漢方薬を選ぶポイント

上部消化管の働きを，①蠕動運動，②消化吸収，③粘膜の働き——に分けて漢方薬を選択します。

1）　蠕動運動

消化管の蠕動運動は，筋層にある平滑筋が行っています。平滑筋に働く漢方薬は**芍薬甘草湯**などです。これらは食道，胃，十二指腸，小腸だけでなく，胆嚢にも効果があります（**表1**）。

(1) 強弱のある痛み：強弱のある痛みなどの症状には，**芍薬甘草湯**を用います。芍薬甘草湯が含まれる漢方薬は，**桂枝加芍薬湯，桂枝加芍薬大黄湯，小建中湯，当帰建中湯，黄耆建中湯**などです。**芍薬甘草湯**は，最も速効性があり，全身の筋肉痛にも効果があります。**桂枝加芍薬湯**は，芍

表1：消化管の蠕動運動に作用する漢方薬　　　　　　　　　　（＊：配合しない場合も可）

	桂枝湯 けいしとう	芍薬甘草湯 しゃくやくかんぞうとう	桂枝加芍薬湯 けいしかしゃくやくとう	桂枝加芍薬大黄湯 けいしかしゃくやくだいおうとう	小建中湯 しょうけんちゅうとう	黄耆建中湯 おうぎけんちゅうとう	当帰建中湯 とうきけんちゅうとう	大建中湯 だいけんちゅうとう
桂枝 けいし	■3~4		■3~4	■3~4	■3~4	■3~4	■3~4	
芍薬 しゃくやく	■3~4	■3~8	■6	■4~6	■6	■6	■5~7.5	
生姜 しょうきょう	■1~1.5 （あるいは ヒネショウ ガ3~4）		■1~1.5 （あるいは ヒネショウ ガ3~4）	■1~1.5 （あるいは ヒネショウ ガ3~4）	■1~1.5 （あるいは ヒネショウ ガ3~4）	■1~2 （あるいは ヒネショウ ガ3~4）	■1~1.5 （あるいは ヒネショウ ガ4）	■乾姜3~5
大棗 たいそう	■3~4		■3~4	■3~4	■3~4	■3~4	■3~4	
甘草 かんぞう	■2	■3~8	■2	■2	■2~3	■2~3	■2~2.5	
膠飴 こうい					■20 （あるいは 水飴40）	■20＊	■20＊	■20~64
その他				大黄1~2		黄耆1.5~4	当帰4	人参2~3 山椒1~2

■：桂枝湯の配合生薬

薬甘草湯に桂枝湯が加わった漢方薬です。体を温める作用が加わっています。**桂枝加芍薬大黄湯**は，下剤として使われる大黄が加わっています。大黄の作用は，瀉下剤としてだけではなく，腸内細菌の調整，抗不安作用などがあります。**小建中湯**は，桂枝加芍薬湯に膠飴が加わった漢方薬です。膠飴を含む漢方薬は，小建中湯，黄耆建中湯，**大建中湯**です。膠飴は，湯本求真（1876～1941年）の『皇漢医学』に，「膠飴の作用は甘草によく似て，急迫を治す作用がある」「甘草は，平で表裏陰陽虚実に用いる」「膠飴は，大温で陰虚に用いる」「甘草には栄養分はないが，膠飴には豊富な滋養分がある」と記載されています。甘みの生薬には甘草の他に，大棗（ナツメ），蜂蜜，膠飴があります。甘みの生薬は，急に起こる症状を緩和する作用（急迫）があります。甘草（グリチルリチン酸）は，五苓散，真武湯など余分な水を除去する（気血水の水なので利尿作用とは違い，水分のバランスをとること）漢方薬には含まれません。大棗は，六病位の太陽病，少陽病の病態（急性期から亜急性期）に用いられ，のぼせやうっ滞（気血水の血が逆流する状態，上迫を下降する）を改善する作用があります。蜂蜜は，虚弱な状態（気虚）を補い，副作用を緩和する作用があります。膠飴は虚弱な状態（気虚）を補い，末梢循環障害（気血水の血）を改善する作用があります[8]。

(2) 強弱がない痛み：強弱がない痛みには，**安中散**を用います。安中散は，桂皮（シナモン），延胡索（デヒドロコリダリン），牡蛎（牡蠣の殻），

茴香（小茴香　フェンネル），甘草（グリチルリチン酸），縮砂（ボルネオール），良姜（シネオール）で構成されている漢方薬です。浅田宗伯（1815〜1894年）の『勿誤薬室方函口訣』に，「この方（薬）世上（一般的）には癖嚢（胃拡張）の主薬とすれども，吐水（嘔吐）甚だしき者には効なし。痛み甚だしき者を主とす。反胃（嘔吐）に用ゆるにも腹痛を目的とすべし。また，婦人血気刺痛には癖嚢より反つて効あり。」とあり，消化管の痛みだけでなく月経痛や排卵痛などにも効果があります。

　　六君子湯は，L-アルギニン，ヘスペリジンの作用[9]と5-HT$_3$受容体への拮抗的作用により[10]，胃内容物の排出を促します。

2）消化吸収

　消化吸収は，臓器だけでなく全身状態にも影響します。疲れていると消化力が落ちてしまうし，興奮しているときは胃腸が動きません。上部消化管そのものに働くというよりは，全身状態を調整する必要があります。漢方薬は，補剤を用います。補剤としては，人参湯類（**人参湯，四君子湯，六君子湯，補中益気湯，十全大補湯，人参養栄湯**など）を用います（表2）。別の分類として，人参と黄耆を含む漢方薬を参耆剤とよびます。参耆剤は，補中益気湯に代表される補剤の仲間です。参耆剤には，補中益気湯，十全大補湯，人参養栄湯，清暑益気湯，大防風湯などがあります。

　気血水から解説すると，人参湯類の使い分けができるようになります。

（1）気の異常：**人参湯**は，人参，白朮・蒼朮，乾姜，甘草の4種類の生薬で構成されています。人参湯は「裏寒」，消化吸収（裏）の障害（寒）に用います。

（2）血の異常：**四物湯**は「血虚」，「血」の不足（虚）と機能低下（虚）に用います。四物湯は，当帰，芍薬，川芎，地黄の4種類の生薬で構成されています。「血虚」の症状は，動悸，息切れ，めまい感，手足の冷え，疲労倦怠感，乾燥，睡眠障害，知覚異常などです。

（3）水の異常：**二陳湯**は，陳皮，半夏，茯苓，甘草，生姜の5種類の生薬で構成されています。二陳湯は，小半夏加茯苓湯に陳皮，甘草を加えた漢方薬で「水毒」あるいは「痰飲」といい，水のバランスが悪いときに用います。

　次に，**茯苓飲**について説明します。茯苓飲は，人参湯に水毒と気滞（気鬱）を改善する作用を加えたものです。茯苓の作用は，胃がもたれる，胃に

表2：消化吸収に作用する漢方薬（1）；補剤，参考剤

	人参湯	四物湯	二陳湯	四君子湯	六君子湯	十全大補湯	人参養栄湯	大防風湯	清暑益気湯	補中益気湯
黄耆						●2.5~3	●1.5~2.5	●3	●3.5	●4
桂皮						●3	●2~2.5			
地黄		▲3~5				▲3~4	▲4	▲2.5~3.5		
芍薬		▲3~5				▲3	▲2~4	▲3~3.5		
川芎		▲3~5				▲3		▲2~3		
当帰		▲3~5				▲3~4	▲4	▲2.5~3.5	▲3	▲3
白朮・蒼朮	■3			■3~4	■3~4	■3~4	■3~4	■2.5~4.5	■3~3.5	■3~4
人参	■3			■3~4	■2~4	■2.5~3	■3	■1.5	■3~3.5	■3~4
茯苓			●3.5~5	●4	●3~4	●3~4	●4			
甘草	■3		■1~2	■1~2	■1~1.5	■1~2	■1~1.5	■1.2~1.5	■1~2	■1~2
生姜	■乾姜2~3		■1~1.5（あるいはヒネショウガ2~3）	■0.5~1	■0.5~1（あるいはヒネショウガ1~2）			■0.5~1（あるいは乾姜1，ヒネショウガ1.2~1.5）		●0.5
大棗				■1~2	■2					■1.5~3
半夏			●5~7		●3~4					
柴胡										●1~2
陳皮			●3.5~4		●2~4		●2~2.5（あるいは橘皮）		●2~3	●2~3
遠志							●1~2			
五味子							●1~1.5		●1~2	
升麻										●0.5~2
黄柏									●1~2	
麦門冬									●3~3.5	
その他								杜仲2.5~3.5 防風2.5~3.5 羌活1.2~1.5 牛膝1.2~1.5 附子0.5~2		

■：人参湯の配合生薬，▲：四物湯の配合生薬，●：二陳湯の配合生薬，■：人参湯と二陳湯の共通生薬

8
上部消化管症状

水分がたまっている（水毒）など，胃の働きが低下すると固形物も液体もなかなか小腸へ下りていきません。すると胃粘膜がむくみ（水毒），消化力が低下します。このむくみ（水毒）をとることで胃の働きを改善する作用があります。

陳皮と枳実は，気滞（気鬱）を改善します。飲み込んだ空気や胃の中で発生したガスは，ゲップで出すか，小腸へ押し出されていきます。しかし，胃の働きが低下すると上にも下にも押し出すことができず，ガスは胃に充満してしまいます（気滞）。気滞に用いられる生薬には，枳実，木香，厚朴，半夏，陳皮，蘇葉，縮砂，香附子，川芎，柴胡，山梔子などがありますが，茯苓飲には陳皮と枳実が含まれ，胃の膨満感を改善します。

半夏厚朴湯は，小半夏加茯苓湯に厚朴，蘇葉を加えた漢方薬です。小半夏加茯苓湯に陳皮と甘草を加えると二陳湯になりますので，水分バランスを整える作用があります。

半夏厚朴湯と平胃散は，厚朴を含む苦味のある漢方薬です。厚朴の薬理作用は，水製エキスにクラーレ様作用，エーテルエキスに持続性の中枢抑制作用があります。主成分であるマグノクラリンはクラーレ様筋弛緩作用，マグノロール，ホノキオールは持続性の中枢性筋弛緩作用，血管弛緩作用，カルシウム拮抗作用，血小板凝集抑制作用，抗潰瘍作用などがあります。平胃散は，黄連，黄芩を含む瀉心湯類に似た性質をもつ漢方薬です。

啓脾湯は「脾を啓く」，脾は消化機能の意味で，停滞している内容物を開き導く薬です。四君子湯に陳皮が加わると異功散とよばれ，これに自然薯（山薬），レンコン（蓮肉），山査子，沢瀉を加えた漢方薬です。老若男女の胃腸障害（食欲不振，胃もたれ，下痢，過敏性腸症候群など）に用います（表3）。

3）粘膜の働き

口腔粘膜，食道粘膜，胃粘膜，小腸粘膜が，消化管の働きの主役です。粘膜の状態を調節する漢方薬は，**半夏瀉心湯，黄連解毒湯，黄連湯**などです。

医療用医薬品で口内炎に適応があるのは，**茵蔯蒿湯，半夏瀉心湯，黄連湯**です。共通する生薬がなく理解が難しいと思いますが，薬理作用 [11]（①黄芩に含まれるバイカレリン，黄連，黄柏に含まれるベルベリン，山梔子に含まれるゲニポシドには，抗炎症作用がある。②バイカレイン，ベルベリンはプロスタグランジン E_2 合成抑制作用がある）で確認すると，**黄連解毒湯，三黄瀉心湯**も有効であることがわかります（表4）。

表3：消化吸収に作用する漢方薬（2）；茯苓，陳皮，枳実を含む　　　（＊：配合しない場合も可）

	人参湯	茯苓飲	四君子湯	六君子湯	半夏厚朴湯	平胃散	啓脾湯
茯苓		●2.4〜5	●4	●3〜4	●5		●3〜4
白朮・蒼朮	■3	■2.4〜4	■3〜4	■3〜4		■4〜6	■3〜4
人参	■3	■2.4〜3	■3〜4	■2〜4			■3
生姜	■乾姜2〜3	■1〜1.5（あるいはヒネショウガ3〜4）	■0.5〜1	■0.5〜1（あるいはヒネショウガ1〜2）	■1〜2（あるいはヒネショウガ2〜4）	■0.5〜1	■1＊（あるいはヒネショウガ3）
甘草	■3		■1〜2	■1〜1.5		■1〜1.5	■1
陳皮		●2.5〜3		●2〜4		●3〜4.5	●2
枳実		●1〜2					
厚朴					■3	■3〜4.5	
大棗			●1〜2	●2		●2〜3	■1＊
山薬							■3
蓮肉							■3
山査子							■2
沢瀉							■2
半夏				■3〜4	■6〜8		
蘇葉					■2〜3		

■：人参湯の配合生薬，●：茯苓，陳皮，枳実

表4：粘膜の働きに作用する漢方薬

	黄連解毒湯	三黄瀉心湯	茵蔯蒿湯	半夏瀉心湯	小柴胡湯	黄連湯	人参湯
黄芩	■3	■1〜4		■2.5〜3	■2.5〜3		
黄連	■1.5〜2	■1〜4		■1		■3	
黄柏	■1.5〜3						
山梔子	■2〜3		■1.4〜5				
半夏				▲4〜6	▲3.5〜8	▲5〜8	
大棗				▲2.5〜3	▲2.5〜3	▲3	
人参				▲2.5〜3	▲2.5〜3	▲2〜3	▲3
甘草				▲2.5〜3	▲1〜3	▲3	▲3
乾姜				▲2〜3	▲生姜1〜2（あるいはヒネショウガ3〜4）	▲3	▲2〜3
その他		○大黄1〜5	○茵蔯蒿4〜14 ○大黄1〜3		○柴胡5〜8	○桂皮3	▲白朮・蒼朮3

■：黄連解毒湯の配合生薬，▲：人参湯の配合生薬

8
上部消化管症状

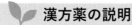

漢方薬の説明

　肝臓に用いる漢方薬は，①肝機能，②胆汁，③血流量，に注目します。

1)　肝機能

　小柴胡湯が，慢性肝炎の線維化を抑制し，肝硬変への進行を抑え，肝細胞癌の発生を抑えてくれます [12]。肝機能を調整するには，柴胡を含む漢方薬を用います。

2)　胆汁

　茵蔯蒿湯は，山梔子，茵蔯蒿（いんちんこう），大黄（だいおう）で構成される漢方薬で，胆汁分泌を調節する作用をもちます。構成生薬の山梔子は，胆汁酸非依存性利胆作用，鎮痛作用，瀉下作用，肝障害予防作用，血圧降下作用，抗動脈硬化作用，血液凝固抑制作用，茵蔯蒿は，Oddi 括約筋弛緩作用，血管拡張作用，脂質代謝改善作用，肝障害改善作用，プロスタグランジン生合成抑制作用，抗炎症作用，抗腫瘍作用，酵素阻害作用，抗菌作用，抗アニサキス作用，大黄は，瀉下作用，抗菌作用，向精神作用，腎機能改善作用，抗炎症作用，肝障害改善作用，免疫賦活作用，脂質代謝改善作用，変異原活性抑制作用，インターフェロン誘起作用があります [13]。

3)　血流量

　肝臓には，肝動脈，門脈，肝静脈の血管があります。肝臓へ流入する肝動脈と門脈は，1：4と門脈のほうが主体です。肝血流量を調節する漢方薬には，**大建中湯**などがあります。これは，山椒の Hydroxy-α-Sanshool と乾姜の 6-Shogaol という成分が血管に作用します。それにより TRP（Transient Receptor Potential）A1 と TRP V1 を調節し ADM（adrenomedullin）と CGRP（calcitonin gene related peptide）が門脈血流をコントロールしてくれます [14]。

もう一歩踏み込んだアドバイス

　私が医学部に在籍しているとき，「君たちが医師になった頃には，胃がんの手術はなくなっているかもね」と言われたことを覚えています。なぜかというと，1983 年にオーストラリア・王立パース病院の病理学者 Robin Warren（1937 ～）と内科医 Barry Marshall（1951 ～）によってヘリコバクター・ピロリ菌が発見されたのです [15]。そして，胃がんの原因は，ヘリコバクター・

ピロリ菌が産生するアンモニアによる胃粘膜障害であることがわかったのです。これによりヘリコバクター・ピロリ菌除菌療法が保険適応になり，このまま治療が進むと数年後に日本の胃がんはなくなるとも言われています。

　一方，肝細胞がんの主な原因は C 型肝炎です。C 型肝炎ウイルスに罹患すると数十年の慢性炎症が原因で肝細胞がんを発症します。近年，C 型肝炎ウイルス治療薬が登場したおかげで，肝細胞がんも徐々に減少しています。

　私が医師になったばかりの頃，がんの外科治療は開腹手術が主流でした。1985 年にドイツの Erich Müche（1938 〜 2005 年）が，腹腔鏡を用いた胆嚢摘出術に成功し，外科手術は鏡視下手術へ変わりました。当時，慶應義塾大学外科では，北島政樹先生のもと，新しい分野への挑戦が行われていました。私は，慶應義塾大学病院で，第一例目の腹腔鏡手術を大上正裕先生（1954 〜 2000 年）が執刀されたときに助手を務めさせていただき，医学の最先端技術を目のあたりにすることができました。同じ時期に，幕内博康先生が開発した E-EMR tube による上部消化管内視鏡を用いた食道癌切除術も行われ，低侵襲手術の時代となりました。外科技術も，糸と針で縫っていた手術方法から機械式吻合へ移行しました。

　私が学んだ昔の常識が，現代の非常識になっています。漢方医学も同様に時代の流れで自然淘汰されていく学問です。この 10 年の基礎研究で漢方薬の薬理作用が解明され，科学的な薬理作用に基づく漢方医学が行われるようになりました。今後，医学の進歩に，漢方医学が追い抜かれないことを願っています。

❦ 参考文献

1）日本消化器病学会　機能性ディスペプシア　https://www.jsge.or.jp/guideline/disease/fd.html〔2020 年 2 月閲覧〕
2）日本消化器内視鏡学会　小腸内視鏡検査と治療　https://www.jges.net/citizen/check-cure/no3-3〔2020 年 2 月閲覧〕
3）日本小腸学会　http://shocho-gakkai.kenkyuukai.jp/special/?id=23840　〔2020 年 2 月閲覧〕
4）日本肝臓学会　https://www.jsh.or.jp/medical/　〔2020 年 2 月閲覧〕
5）日本胆道学会　https://www.tando.gr.jp　〔2020 年 2 月閲覧〕
6）日本膵臓学会　http://www.suizou.org　〔2020 年 2 月閲覧〕
7）日本消化器外科学会　https://www.jsgs.or.jp/modules/citizen/index.php?content_id=28　〔2020 年 2 月閲覧〕
8）田畑隆一郎, 他：医師・薬剤師リレー治験録(35)；膠飴物語. 漢方の臨床, 54（2）：60, 2007
9）Schuster MM：The riddle of the Gastroenterology, 69：249-262, 1975 sphincters.

8
上部消化管症状

10) Kido T. et al：Effects of rikkunshi-to, a traditional Japanese medicine, on the delay of gastric emptying induced by N（G）-nitro-L-arginine. J Pharmacol Sci, 98：161-167, 2005

11) 宮野加奈子, 他：抗がん剤治療による口内炎に対する半夏瀉心湯の効果 日薬理誌（Folia Pharmacol Jpn.）, 146：76-80, 2015

12) Oka H, et al：Prospective study of chemoprevention of hepatocellular carcinoma with Sho-saiko-to （TJ-9）. Cancer, 76（5）：743-749, 1995

13) Uji M, et al：Does the intestinal microenvironment have an impact on the choleretic effect of inchinkoto, a hepatoprotective herbal medicine？ Hepatology Research, 48：E303-E310, 2018

14) 河野透, 他：支持療法に漢方を活用するための基礎知識. 臨床外科, 75（3）：312-317, 2020

15) 日本ヘリコバクター学会 http://www.jshr.jp 〔2020年2月閲覧〕

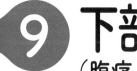

9 下部消化管症状
（腹痛，下痢，便秘，下血，痔疾患）

見逃してはいけない下部消化管症状

1．腹痛

　腹痛については，上部消化管症状で説明しましたが，右下腹部痛についても
う少し詳しく説明します。右下腹部痛で鑑別する病気は，①急性虫垂炎，②大
腸憩室症，③尿路結石症，④子宮付属器炎——です。

1）　急性虫垂炎

　急性虫垂炎は，大腸の口側末端に位置する回盲部にある虫垂の病気です。
回盲部は，回腸と盲腸と虫垂で構成されています。回腸末端はリンパ組織が
発達し，腸内細菌が最も多い部位なので非特異性炎症性腸炎を起こしやすく
鑑別が必要となります。虫垂は，管腔臓器なので閉塞基点が原因で炎症を起
こします。急性虫垂炎は，以前は緊急手術の代名詞でしたが，現在は保存的
治療あるいは腹腔鏡手術の適応となります。ごくまれですが悪性腫瘍がある
場合は，右半結腸切除術の必要があります。

2）　大腸憩室症

　大腸憩室症は，部位によって違いがあり，右半結腸（回盲部〜横行結腸）
憩室症は先天的疾患で，左半結腸（横行結腸〜下行結腸〜 S 状結腸）憩室
症は後天的疾患です。袋状になっているため糞便が中に溜まり炎症を起こす
と腹痛の原因になります。軽症の場合は，保存的治療で改善しますが，病状
が進むと出血，穿孔など重症化する場合があります。

3）　尿路結石症

　腎臓，尿管，膀胱，尿道を泌尿器系とよびます。腎臓にできる結石を腎結
石とよび，尿の進行方向へ進んでいくと尿路結石，膀胱結石，尿道結石に名
前が変わっていきます。尿管，膀胱などに原因があって結石ができる場合も
あります。多くは自然排石を待ちますが，体外衝撃波結石破砕術（ESWL：
Extracorporeal Shock Wave Lithotripsy），外科的治療が行われることがあり

ます。右下腹部痛に関連して膀胱炎があります。膀胱炎は，恥骨結合の位置にあり低い下腹部の中央に鈍痛があります。

4）子宮付属器炎

　骨盤内炎症性疾患は，子宮，卵巣，卵管，骨盤腹膜に発生する炎症性疾患の総称で，子宮内膜炎，子宮筋層炎，子宮付属器炎（卵管炎，卵巣炎），骨盤腹膜炎，卵管卵巣腫瘍などがあります。これらのなかで右下腹部痛となるのは，子宮付属器炎です。子宮付属器炎の原因は，感染症（細菌，クラミジアなど）で，消化器症状（悪心，嘔吐，下痢など），発熱を伴います。骨盤内感染症からフィッツ・ヒュー・カーティス症候群（FHCS）が起こります。FHCS症候群は，骨盤内の炎症が肝臓周囲へ広がる病気で，右上腹部の叩打痛を認めます。

2.　下血

　便に血が混ざっていると，心配になります。男性の場合は，肛門疾患を最初に疑います。また，女性の場合は，月経血との鑑別が必要となります。下血で考えるうえで覚えておかなければならないのが，炎症性腸疾患（特異性腸疾患）です。

　炎症性腸疾患は，比較的若年に発症する病気で，10代後半～30代前半に好発し，割合として潰瘍性大腸炎は人口10万人に100人程度，クローン病は人口約4万人に27人程度といわれています[1]。国の難病に指定されていて[2]，原因はまだわかっていません。砂糖菓子を多く摂取すると潰瘍性大腸炎の発症率が上がり，砂糖菓子，脂肪を多く摂取するとクローン病の発症率が上がります。

　潰瘍性大腸炎の症状は，排便回数が多く，場合によっては血便を伴います。クローン病の症状は，腹痛，下痢など，場合によっては口内炎や痔瘻を伴います。いずれの疾患も検査は専門医療機関で行います。治療は，それぞれの病気の状態によって選択されます。

　特異性腸疾患で下血を認めるのは，薬剤性腸炎，虚血性腸炎，大腸憩室症などです。薬剤性腸炎は，原因となる薬剤を特定することが必要で，抗生物質による抗菌薬起因性腸炎がほとんどです。虚血性腸炎は，女性に多く下行結腸からS状結腸の解剖学的血管分布により起こります。大腸憩室症は，炎症による粘膜障害で起こります。下血に腹痛を伴うことが多く，専門医療機関で治療を行います。

　また，下血は肛門疾患（①内痔核，②外痔核，③裂肛，④痔瘻）にも認められます。

（1）内痔核：東洋人に多く，立位の時間が長い，排便を我慢するなどの生活習慣やトイレで座位が長い，怒責（力み過ぎ）するなどの排便習慣，妊娠，出産など，原因はさまざまです。肛門周囲の血流障害による静脈瘤が出血の原因です。治療は軟膏・坐剤を用います。脱肛となるときは硬化療法，外科的治療の適応となります。

（2）外痔核：下痢により排便時に粘膜と粘膜下組織が摩擦されて，血腫が形成され出血します。治療は軟膏・坐剤を用います。疼痛が強い場合は鎮痛薬の内服を併用します。

（3）裂肛：肛門括約筋が強く，排便時に粘膜が裂けてしまい，鮮血が出血します。治療は軟膏・坐剤を用います。便通コントロールが必要となることがあります。

（4）痔瘻：肛門周囲に膿瘍を形成し，血膿を認めます。専門医療機関で治療を行います。

下部消化管症状と漢方薬

　過敏性腸症候群（IBS：Irritable Bowel Syndrome）の症状は，①腹痛，②下痢，③便秘——です。この3つの症状が数カ月継続し，加えて精神的要因があるとき過敏性腸症候群と診断します。原因はわかっていません。脳から腸に向かう信号と腸から脳に向かう信号の両方が強くなっているため，ストレスが脳から腸に向かう信号を強くし，自律神経・内分泌を介して消化管運動を変化させます。食物はその種類と摂取方法によっては腸から脳に向かう信号を強くし，知覚過敏状態を引き起こします。また，ある種の細菌は，腸にごく軽度の炎症を起こしたり，粘膜を弱らせたりしてしまうことで過敏性腸症候群を起こりやすくしていると考えられています[3]。

　検査は，炎症性腸疾患（潰瘍性大腸炎，クローン病など），大腸がんなどを調べ，甲状腺機能異常症などの内分泌疾患や糖尿病性神経障害，寄生虫疾患をチェックします。症状に合わせて，腹部超音波検査，腹部 CT 検査なども行います。また，生活の質をチェックする質問票で消化器症状，心理状態を評価します。

　治療は，生活習慣の改善が第一です。不規則な食事習慣やバランスの悪い食

9

下部消化管症状（腹痛，下痢，便秘，下血，痔疾患）

事内容など，栄養相談を行います。内服薬は，消化管機能調整薬（下痢にセロトニン3受容体拮抗薬，止痢薬など，便秘に粘膜上皮機能変容薬，下剤など，腹痛に抗コリン薬など），高分子重合体，プロバイオティクス（ビフィズス菌などの整腸薬）などが用いられます（表1）。

表1：消化管蠕動運動調整薬 [10)~16)]

一般名（商品名）	適応	作用部位	作用機序
アコチアミド塩酸塩水和物錠（アコファイド®）	機能性ディスペプシアにおける食後膨満感，上腹部膨満感，早期満腹感	胃	イヌの食後期胃前庭部運動の増強作用及びラットの胃前庭部運動の亢進作用を示した。また，イヌ及びラットのクロニジン誘発胃前庭部運動低下の改善作用を示した。ChEを阻害し，シナプス間隙におけるACh量を増加させる。
モサプリドクエン酸塩水和物（ガスモチン®）	①慢性胃炎に伴う消化器症状②経口腸管洗浄剤によるバリウム注腸X線造影検査前処置の補助	上部消化管下部消化管	選択的なセロトニン5-HT$_4$受容体アゴニストであり，消化管内在神経叢に存在する5-HT$_4$受容体を刺激し，アセチルコリン遊離の増大を介して上部及び下部消化管運動促進作用を示すと考えられている。
イトプリド塩酸塩（ガナトン®）	慢性胃炎（胃の機能障害）における消化器症状	上部消化管下部消化管	ドパミンD$_2$受容体拮抗作用によりアセチルコリン（ACh）遊離を促し，更にアセチルコリンエステラーゼ（AChE）阻害作用を有しており，遊離されたAChの分解を阻害する。これらの協力作用により消化管運動亢進作用を示す。
パンテノール（パントール®）	①パントテン酸欠乏症の予防及び治療②パントテン酸の需要が増大し，食事摂取が不十分な際の補給③ストレプトマイシン及びカナマイシンの副作用の予防及び治療，接触皮膚炎，急・慢性湿疹，術後腸管麻痺	全身	生体内に取り入れられたパンテノールは，体内で容易に酸化されてパントテン酸となる。パントテン酸はさらにCoenzyme A（CoA）→アセチルCoAとなって，TCAサイクルにおけるオキザロ酢酸のアセチル化，神経刺激伝達に不可欠であるアセチルコリンの生成，その他酢酸，芳香族アミン，グルコサミン，アミノ酸等体内重要物質のアセチル化に関与している。パンテノールは健常ウサギの呼吸，循環系，腸運動にほとんど作用を示さないが，実験的に虫垂を切除したウサギの腸運動を亢進することが認められている [4)]。Wistar系ラットを用いた試験において，非経口投与されたパンテノールの尿中排泄はパントテン酸カルシウムと比較して緩徐であり，体内利用時間の延長が示唆されることが報告されている。

（次頁へ続く）

一般名（商品名）	適応	作用部位	作用機序
塩酸メトクロプラミド（プリンペラン®）	次の場合の消化器機能異常：胃炎，胃・十二指腸潰瘍，胆嚢・胆道疾患，腎炎，尿毒症，乳幼児嘔吐，薬剤投与時，胃内・気管内挿管時，放射線照射時，開腹術後。X線検査時バリウムの通過促進	脳幹の消化管中枢（大腸には作用を示さない〔イヌ〕）	**胃運動に及ぼす影響** イヌを用いたバルーン法による実験で，メトクロプラミドは胃運動を亢進させることが確かめられている。 ヒトにおけるレントゲン映画法による検討においても，本剤が胃運動の低下した状態に対して優れた効果を示し，その運動性と通過性を高めることが明らかにされている。 **幽門部・十二指腸の運動に及ぼす影響** イヌを用いた実験で，メトクロプラミドは十二指腸の運動を亢進する[4]。ヒトにおいて，本剤の投与により，幽門の機能的狭窄（痙攣）を除き，その通過性を促す。さらに，十二指腸球部及びそれに続く十二指腸各部を拡張せしめ，その運動を亢進することが確かめられている。 **回腸・大腸の運動に及ぼす影響** イヌを用いた実験で，メトクロプラミドは回腸運動に対して明らかな作用は示さず，大腸では全く作用が認められていない。
ジノプロスト（プロスタルモンF®）	①妊娠末期における陣痛誘発・促進，分娩促進 ②治療的流産（膜外投与） ③腸管蠕動亢進（胃腸管手術における術後腸管麻痺，麻痺性イレウス）	消化管	PGF2 αは生理的な子宮収縮作用を有し，妊娠各期において効果的な子宮収縮を起こすため，妊娠末期には点滴静注により陣痛誘発・分娩促進に，妊娠初期・中期には卵膜外注入により治療的流産に有用であることが認められている。また，PGF2 αは消化管の縦走筋・輪状筋に作用し，蠕動運動亢進作用をもたらすことが認められ，臨床的にも排ガス時間の短縮，術後腸管麻痺の改善に効果が認められている。
ネオスチグミン臭化物（ワゴスチグミン®）	【内服】 ①重症筋無力症 ②慢性胃炎，術後・分娩後の腸管麻痺，弛緩性便秘 ③手術後・分娩後排尿困難 【注射】 ①重症筋無力症，クラーレ剤による遷延性呼吸抑制，術後・分娩後の腸管麻痺，排尿困難 ②非脱分極性筋弛緩薬の作用拮抗	Ach作動性神経（動物実験にて下部消化管へより強く作用するとの報告あり）	アセチルコリンはコリン作動性神経（cholinergic nerve）における刺激伝達物質と考えられているが，これを選択的に分解する生体内酵素コリンエステラーゼによって加水分解され，その作用を消失する。ネオスチグミンは，このコリンエステラーゼを一時的に不活化して，アセチルコリンの分解を抑制し，間接的にアセチルコリンの作用を増強するとともに，自らもアセチルコリン様の作用を有するコリン作動薬（副交感神経興奮剤）である。

9

下部消化管症状（腹痛，下痢，便秘，下血，痔疾患）

漢方薬を選ぶポイント

　下部消化管の働きを，①腸管の蠕動運動，②粘膜の消化吸収，③腸内細菌による腸内環境——に分けて漢方薬を選択します。

1)　腸管の蠕動運動

　下部消化管をつかさどる神経は，上下腹神経叢と骨盤神経叢です[4]。骨盤神経叢には，膀胱や子宮などからも神経が入りネットワークを形成しています。このため泌尿器系疾患や子宮，卵巣などの婦人科疾患に下部消化管の蠕動運動は関係があります。したがって，排便習慣を確認する際には，必ず排尿習慣や月経について問診する必要があります。

　腸管の平滑筋に作用する漢方薬は，芍薬甘草湯（しゃくやくかんぞうとう），大建中湯（だいけんちゅうとう）などです（p.75「上部消化器症状」参照）。

　芍薬甘草湯（しゃくやく）は，芍薬のペオニフロリンと甘草（かんぞう）のグリチルリチン酸が主成分です。ペオニフロリンは，神経筋シナプスでカルシウムが細胞内への流入を抑制します。グリチルリチン酸は，カルシウム存在下で Phospholipase A_2 を介してカリウムの流出入を制御します[5), 6)]。芍薬甘草湯を含む漢方薬を用いることで，蠕動運動を調節することができます（上部消化器症状　参照）。

　大建中湯は，$5\text{-}HT_3/5\text{-}HT_4$ 受容体を介してコリン作動性神経を賦活，粘膜内知覚神経末端のバニロイド受容体から Substance P 遊離促進，モチリン分泌促進により腸管蠕動運動を促進します[7), 8)]。

　腸管の平滑筋収縮作用は腸管粘膜を刺激すると起こるため，緩下剤の大黄（だいおう），芒硝（ぼうしょう）などにも認められます[9)]。

2)　粘膜の消化吸収

　小腸から大腸にかけて，消化管粘膜で栄養と水分の吸収が行われます。機能が低下すれば栄養状態が悪化し，全身状態に影響があります。消化管粘膜に作用する生薬は，黄連（おうれん），黄芩（おうごん），黄柏（おうばく），大黄，乾姜（かんきょう），甘草，柴胡（さいこ），芍薬，白朮・蒼朮（びゃくじゅつ・そうじゅつ），当帰（とうき），人参（にんじん），茯苓（ぶくりょう）などです[17)]。黄芩に含まれるバイカレリン，黄連，黄柏に含まれるベルベリンには，プロスタグランジン E_2 合成抑制作用があり，粘膜の炎症を抑制することで粘膜を保護します。**黄連解毒湯（おうれんげどくとう），半夏瀉心湯（はんげしゃしんとう），三黄瀉心湯（さんおうしゃしんとう）**（大黄あり）などは，黄連，黄芩，黄柏の３つうち２つ以上を含む漢方薬です（p.75「上部消化器症状」参照）。

3)　腸内細菌による腸内環境

　腸活と言われるほど，腸内環境を整えることで免疫状態が変わります。

腸管免疫の主役は腸内細菌ですので，腸内細菌のバランスをとることが大切です。漢方薬で腸内細菌に影響を与えるのは，大黄（Sennoside），甘草（Glycyrrhizin），黄芩（Baicalin）などを含む処方です[18]。

また，肛門疾患には，①排便コントロール，②肛門周囲の血流改善，③全身状態改善――にポイントがあります。

(1) 排便コントロール：排便コントロールとは，下痢と便秘を調節することです。治療は，下部消化管の働きに用いる漢方薬です。

(2) 肛門周囲の血流改善：経産婦など肛門周囲のうっ血があり内痔核を生じる場合は，瘀血と診断します。桂枝茯苓丸，乙字湯（大黄あり）などを用います。

(3) 全身状態改善：小児の痔瘻など全身状態を改善するために十全大補湯，黄耆建中湯などを用います。また，排膿を促進するために，排膿散及湯などを用います。

漢方薬の説明

便秘であれば，大黄，芒硝，麻子仁といった下剤を含んだ漢方薬（大承気湯，小承気湯，大黄甘草湯，調胃承気湯，桃核承気湯，通導散，大黄牡丹皮湯，桂枝加芍薬大黄湯，乙字湯，麻子仁丸，潤腸湯など）を選択します。緩下剤を含む漢方薬を理解するポイントは3つあります。

1) 大黄・芒硝――薬理作用から理解する

単純に芒硝と大黄の含有量で比較してもよいのですが，薬理作用から理解すると漢方薬の使い分けができるようになります。大黄と芒硝を含む漢方薬（大承気湯，小承気湯，麻子仁丸，通導散，大黄甘草湯，調胃承気湯，桃核承気湯，大黄牡丹皮湯）を例に説明します（表2）。

芒硝は酸化マグネシウムと同じ瀉下作用をもつ生薬です。酸化マグネシウムは，浸透圧性下剤で胃酸により分解され塩化マグネシウムになり，小腸で膵液と反応して重炭酸塩，炭酸塩になります。すると浸透圧の働きで腸管内の水分が増え腸管蠕動を刺激します。

大黄はセンノシドによる瀉下作用をもつ生薬です。センノシドは，刺激性下剤で大腸までは吸収されず，大腸に達すると腸内細菌が加水分解し活性化します。腸管を刺激し蠕動運動を亢進，大腸での水分吸収を抑制することで作用を発揮します（表3）[19]。

表 2：瀉下作用をもつ漢方薬；承気湯類　　　　　　　　　　　　　（＊：配合しない場合も可）

	大承気湯	小承気湯	麻子仁丸	通導散	大黄甘草湯	調胃承気湯	桃核承気湯	大黄牡丹皮湯
厚朴	■5	■2〜3	■2〜2.5	■2				
枳実	■3	■2〜4	■2	■2〜3(あるいは枳殻)				
大黄	■2	■2〜4	■3.5〜4	■3	■4〜10	■2〜6.4	■3	■1〜5
甘草			■1.5*	■2〜3	■1〜5	■1〜3.2	■1.5	
芒硝	■1.3			■3〜4		■1〜6.5	■2	■3.6〜4
桃仁							■5	■2〜4
桂皮							■4	
麻子仁			▲4〜5					
杏仁			■2〜2.5					
芍薬			■2					
蘇木				■2				
陳皮				■2				
木通				■2				
冬瓜子								■2〜6
牡丹皮								■1〜4

表 3：大黄の薬理作用

大黄の薬理作用	主成分	
瀉下作用	Sennoside類	腸内細菌によりRhein anthrone glucoside, Rheinへ分解される
抗菌・抗真菌作用	アントラキノン類	Aloe-emodinによる細菌の核酸およびタンパク質合成阻害 Rheinが嫌気性菌*Bacterioides fragilis*（縫合型胆汁酸を遊離型へ変換する）に作用
抗腫瘍作用	Rhein, Emodin	Rhein, emodinがマウス黒色腫 Emodinがマウス乳がん, RheinがEhrich腹水癌に有効
消炎・鎮痛作用	Lindleyin	Seigmund & Randall-Sellito試験でアスピリン, フェニルブタゾンと同等 procyanidin類がhyaluronidase（起炎酵素）活性化および活性を阻害
窒素代謝に及ぼす作用	Rhatannin	蛋白質分解抑制とアンモニアのglutamine生成への再利用亢進によりBUN低下
腎不全改善作用		腎における2,8-dihydroxyadenine蓄積減少, 大白質腎化への抑制
その他		血圧低下, 末梢血管拡張, 血液凝固促進, 胆汁および消化液分泌亢進, 甲状腺腫瘤改善作用

（西岡五夫：大黄の生物活性とその作用物質. 日本東洋医学雑誌, 35（3）：167-184, 1985 より）

　漢方医学では「右下腹部に圧痛があれば，大黄牡丹皮湯。左下腹部にあれば，桃核承気湯」という考えがあります。芒硝を多く含む大黄牡丹皮湯は右半結腸に作用し，大黄を含む桃核承気湯は左半結腸から S 状結腸に作用すると考えられ，芒硝と大黄の作用基点の違いを知ることができます。

2)　厚朴・枳実――「気」の異常を理解する

　大承気湯，小承気湯，麻子仁丸，通導散に含まれる厚朴と枳実に注目します。どちらの生薬も「気」の異常に用いられます。厚朴は，気逆に用いられる生薬で，「気」が逆行して循環していない状態です。枳実は，気滞（気鬱）に用いられる生薬で，陳皮，木香，香附子，烏薬，沈香なども用いられます。気滞（気鬱）とは，「気」が停滞している状態をいい，「気が晴れない」，「気分がモヤモヤする」という精神的な状態の意味と，お腹の中でガスが停滞する状態をいいます。お腹の中でガスが発生すれば，肛門から出る（順行性）のが通常ですが，お腹の中に充満する（停滞あるいは逆行性）状態となり腹部膨満感になることがあります。つまり，腸管の蠕動運動を調節すると考えます。厚朴と枳実を含む漢方薬は，**大承気湯，小承気湯，麻子仁丸，潤腸湯，茯苓飲合半夏厚朴湯**などです。

3)　甘草――急激な症状を治す

　大黄甘草湯，調胃承気湯，桃核承気湯，通導散に含まれる甘草は，重校薬徴に「急迫を主治す」，つまり急激な症状を治すとあります。甘草は，併用する生薬の働きも緩和する作用があるので，芒硝，大黄による腹痛を伴った瀉下作用を緩和して穏やかにします。

🌱 もう一歩踏み込んだアドバイス；栄養学について

　消化管の状態だけでなく全身状態を調節するには，栄養管理が必要です。栄養学をおろそかにすることはできません。まずは，自分自身の栄養管理をすることから始めると理解しやすいでしょう。

　栄養状態を診るためには，体重の増減を基準にして栄養状態を把握します。体重の増減は，水分量，筋肉量，脂肪量に関係があり，1 日の変化を見るよりは，1 週間単位の体重変化を記録して栄養状態を観察しましょう。

　簡単な一日必要エネルギー量の計算は，簡易法で【体重】kg × 30 です。例えば，体重 50kg ならば，50kg × 30 ＝ 1,500kcal となります。三大栄養素のバランスは，小児から高齢者まで同じです。蛋白質（肉，魚，大豆など）20

～ 30％，脂質（油など）30％，炭水化物（ごはん，パン，砂糖など）40 ～ 50％です。

エネルギー量は，1g 当たりそれぞれ，蛋白質 4kcal，脂質 9kcal，炭水化物 4kcal です。体重 50kg の人ならば，体重 50kg × 3 = 1,500kcal，蛋白質 = 1,500 × 20 ～ 30％ = 300 ～ 450kcal，脂質 1,500 × 30％ = 450kcal，炭水化物 = 1,500 × 40 ～ 50％ = 600 ～ 750kcal となります。

蛋白質 300 ～ 450kcal は，鶏肉（115kcal/100g），豚肉（115kcal/100g），牛肉（175kcal/100g）で計算しましょう。炭水化物 600 ～ 750kcal は，ごはん（1g = 1.68kcal）で計算しましょう。

自分自身の栄養管理をしてみると，体調と食事管理の関係が理解できます。ぜひお試しください。

🌿 参考文献

1) 日本消化器病学会：炎症性腸疾患（IBD）診療ガイドライン 2016
   https://www.jsge.or.jp/guideline/guideline/pdf/IBD2016.pdf#page=30 〔2020 年 2 月閲覧〕
2) 難病情報センター　https://www.nanbyou.or.jp/entry/5681#96 〔2020 年 2 月閲覧〕
3) 日本消化器病学会：日本消化器病学会ガイドライン；過敏性腸症候群　https://www.jsge.or.jp/guideline/disease/ibs.html 〔2020 年 2 月閲覧〕
4) 山本雅由：骨盤神経叢の解剖. 日本大腸肛門病会誌, 48：1009-1016. 1995
5) 木村正康：漢方方剤による病態選択活性の作用機序. 代謝. 29（臨時増刊号）：9-35, 1992
6) 木村正康：芍薬甘草湯による骨格筋の弛緩作用. 漢方医学, 35（2）：154-155, 2011
7) Hayakawa T, et al：Pharmacological Studies of the Effect of Dai-kenchu-to on Spontaneous Contraction of Isolated Rabbit Jejunum. J. Smooth Muscle Res, 35：55-62, 1999
8) Nagano T, et al：Effect of Dai-kenchu-to on Levels of 3 Brain-gut Peptides（Motilin, Gastrin and Somatostatin）in Human Plasma.Biol Pharm Bull, 22（10）：1131-1133, 1999
9) 小林義典：漢方薬における辛味生薬配合意義の科学的解明. 上原記念生命科学財団研究報告集, 29：1-4, 2015
10) ゼリア新薬工業株式会社：アコファイド錠100mg添付文書, 2020 年 5 月改訂（第1版）
11) 大日本住友製薬株式会社：ガスモチン錠2.5mg, 5mg, 散1％添付文書, 2020 年 3 月改訂（第1版）
12) マイランEPD合同会社：ガナトン錠50mg添付文書, 2017 年 2 月改訂（第11版）
13) トーアエイヨー株式会社：パントール注射液100mg, 250mg, 500mg添付文書, 2016 年 4 月改訂（第6版）
14) 日医工株式会社：プリンペラン注射液100mg添付文書, 2020 年 1 月改訂（第12版）
15) 丸石製薬株式会社：プロスタルモン・F1000, 2000添付文書, 2018 年 12 月作成（第1版）
16) 共和薬品工業株式会社：ワゴスチグミン散（0.5％）添付文書, 2019 年 10 月改訂（第8版）
17) 今津嘉宏：消化管症状への漢方の使い方. 臨床外科, 75（3）：274-278, 2020
18) 本間真人：漢方薬の薬物速度論解析. 薬剤学, 66（1）：44-49, 2006
19) 西岡五夫：大黄の生物活性とその作用物質. 日本東洋医学雑誌, 35（3）：167-184, 1985

⑩ 循環器症状

見逃してはいけない循環器症状

　動悸が気になり，心配して来院される方がいらっしゃいます。しかし，ほとんどは命に影響のないことが多く，心電図や 24 時間ホルター心電図でも問題ないようです。動悸は，不整脈ともいい心臓の機能と関係があります。見逃してはいけない不整脈は，①脈拍が乱れ，失神してしまうもの，②脈拍が遅く，強い息切れを感じるもの，③突然，頻脈になるもの——です[1]。

(1) 心臓から血液を送り出すには，心室に血液を貯めてリズミカルに押し出す必要があります。脈拍が遅すぎたり早すぎたりすると，血液を送り出すことができなくなり，血液が脳へ循環されず意識を失います。

(2) 何とか血液は押し出せていますが，十分な量が肺へ行き渡らないので，酸欠状態に近くなり息切れを感じるようになります。

(3) 心臓のリズムを刻むメトロノームが狂ってしまい，突然，脈が速くなるために血液が心室の中で渦を巻いて押し出すことができなくなります。いずれも循環器専門医へ相談しましょう。

　胸痛が気になり，心配して来院される方もいらっしゃいます。しかし，ほとんどは命に影響のないことが多く，負荷心電図や心エコーでも問題がないようです。心臓に関係した胸痛は，①狭心症と②心筋梗塞です。そして，③大動脈解離も忘れてはいけない病気です。

(1) 狭心症は，体に負担がかかったときに数分間の胸痛が起こる，朝方に胸痛で目が覚める，など特徴がある場合と安静にしているときに起こる安静時狭心症あるいは異型狭心症とよばれるものがあります。

(2) 心筋梗塞は 15 分程度持続する胸痛で，冷や汗，動悸，めまいなどの症状を伴います。

(3) 大動脈解離は心臓から出る最も太い血管の壁にひびが入り裂けることで胸痛が起こります。

循環器症状と漢方薬

狭心症，心筋梗塞，大動脈解離など命に関わる病気があり，弁膜症や心不全など慢性疾患も注意が必要なので，漢方薬を服用する際には専門医療機関へ相談するようにしましょう。生まれつき心臓の病気がある場合や生活習慣病（高血圧症，糖尿病，高脂血症，高尿酸血症など）をお持ちの方も同様に，西洋薬による治療が基本になります。漢方薬を併用することで，症状の軽減が期待できます。

高血圧症でβ遮断薬の適応がある場合は，漢方医学診断で「実証」と考えて**大柴胡湯**（便秘傾向あり），**柴胡加竜骨牡蛎湯**などが用いられます。一方，「虚証」の場合は，**釣藤散**（p.40 参照），**七物降下湯**などが用いられます。報告例で釣藤散は 2.5g では降圧効果が認められず，増量すると降圧効果が認められたそうです[2]。また，昭和期の漢方発展に貢献された大塚敬節先生（1900～1980 年）ご自身が 52 歳のとき高血圧症で眼底出血を発症した際，八味地黄丸，黄連解毒湯，抑肝散，炙甘草湯，柴胡加竜骨牡蛎湯，解労散（芍薬，柴胡，土別甲，枳実，甘草，茯苓，生姜，大棗）などを用いましたが，効果がなかったため考えた処方が七物降下湯です。七物降下湯は，四物湯に釣藤鈎，黄耆，黄柏を加えた漢方薬です。応用は，七物降下湯に杜仲，黄耆，黄芩，山梔子などを加えて用います。

低血圧症には，**苓桂朮甘湯，真武湯**が用いられます。糖尿病性自律神経障害に伴う起立性低血圧は，五苓散が用いられます[3]。

動悸には，「実証」に**大柴胡湯，柴胡加竜骨牡蛎湯**など，「中間証」に**炙甘草湯，半夏厚朴湯，苓桂朮甘湯，甘麦大棗湯**など，「虚証」に，**桂枝加竜骨牡蛎湯，小建中湯**などが用いられます。

漢方薬を選ぶポイント

漢方薬の 70％以上に含まれている甘草には，注意が必要です。甘草の主成分はグリチルリチン酸です。グリチルリチン酸は，低カリウム血症から浮腫，高血圧などの症状を引き起こすことがあります。甘草の用量が増えると偽アルドステロン症が出現しますので，漢方薬の併用にも注意が必要です（表）[4]。

例　炙甘草湯：甘草（炙甘草）3g

　　桂枝加竜骨牡蛎湯，小建中湯，半夏厚朴湯，苓桂朮甘湯：甘草 2g

表：甘草による偽アルドステロン症発生頻度

甘草服用量	偽アルドステロン症発生頻度（%）
1日1g	1.0
1日2g	1.7
1日4g	3.3
1日6g	11.1

（萬谷直樹, 他：甘草の使用量と偽アルドステロン症の頻度に関する文献的調査. 日東医誌 Kampo Med, 66（3）：197-202, 2015）

　　柴胡加竜骨牡蛎湯：甘草 1g
　　大柴胡湯, 真武湯, 木防已湯：甘草 0g

　グリチルリチン酸は, 醤油, 漬物の甘み付けに使われますので, 日常の食生活からグリチルリチン酸が摂取されているところに漢方薬に含まれる甘草が加わることで, 偽アルドステロン症が出現することがあります。

　偽アルドステロン症とは, 血圧を上昇させるホルモン（アルドステロン）が増加していないにもかかわらず, 高血圧, 浮腫, カリウム喪失などの症状があらわれる病気です[5]。

漢方薬の説明

　心臓の病気は, 精神的要因や肉体的要因に影響されます。精神的要因として心配事が重なると, 胸が痛くなり, 動悸がして血圧が上がります。この場合は, 「気」の異常と考え,「気滞（気鬱）」「気逆」を調節する漢方薬を用います。「気滞（気鬱）」には, 柴胡が含まれる漢方薬として, **大柴胡湯, 四逆散, 柴胡加竜骨牡蛎湯, 加味逍遙散**などが用いられます。厚朴, 蘇葉, 枳実などが含まれる漢方薬として, **半夏厚朴湯, 香蘇散, 参蘇飲**などが用いられます。「気逆」には, 桂皮が含まれる漢方薬として, **苓桂朮甘湯, 桂枝加竜骨牡蛎湯**などが用いられます。

　肉体的要因として疲労, 寝不足などで胸が痛くなり, 動悸がして血圧が上がります。この場合も「気」の異常と考え「気虚」を調節する漢方薬を用います。人参, 黄耆などが含まれる漢方薬として, **補中益気湯, 十全大補湯**などが用いられます。

🌱 もう一歩踏み込んだアドバイス

　慢性うっ血性心不全に使われる漢方薬に，**木防已湯**があります。木防已湯は，防已，石膏，桂皮，人参で構成される漢方薬で，『金匱要略』痰飲嗽病篇に「膈間の支飲にして，喘満し，心下痞堅，面色黧黒，その脈沈緊なる証」と書かれています。これは「右心不全のような状態で，横になると息苦しく咳がこみ上げてくる心臓喘息の状態で，みぞおちが硬くなり，顔色が悪く，脈が弱くなっているとき」と考えられます。

　薬理作用は，防已のシノメニンによるヒスタミンを介した血圧降下作用，血管透過性亢進作用，石膏の無水硫酸カルシウムによる心拍数減少，血圧降下作用，血流量増加作用，末梢血管拡張作用，桂皮のシンナムアルデヒドが内因性カテコラミン遊離作用し血圧降下作用，血流量増加作用，人参の血管拡張作用などが認められています[6]。

　β遮断薬，アンギオテンシン変換酵素阻害薬，抗アルドステロン薬，ピモベンダンなどと木防已湯を併用することで，症状の軽減が期待できます。

🌱 参考文献

1) 国立循環器病研究センター循環器病情報サービス　http://www.ncvc.go.jp/cvdinfo/pamphlet/heart/pamph06.html#anchor-5 〔2020年2月閲覧〕
2) 西田清一郎：釣藤散が耳鳴の治療経過中に速やかな降圧効果を示した1症例. 日東医誌 Kampo Med, 62 (5)：638-642, 2011
3) 中村宏志, 他：糖尿病患者における起立性低血圧に対する五苓散の効果. Pharma Medica, 25 (9)：15-17, 2007
4) 萬谷直樹, 他：甘草の使用量と偽アルドステロン症の頻度に関する文献的調査. 日東医誌 Kampo Med, 66 (3)：197-202, 2015
5) 厚生労働省：重篤副作用疾患別対応マニュアル；偽アルドステロン症　https://www.pmda.go.jp/files/000145004.pdf 〔2020年2月閲覧〕
6) 並木隆雄, 他：モルモット単離心筋における木防已湯のカルシウム電流に対する効果. 臨床薬理, 33 (1)：635-636, 2002

⑪ 皮膚症状

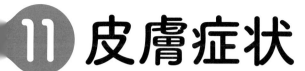

見逃してはいけない皮膚症状

　帯状疱疹は，神経根に潜伏感染する水疱瘡のウイルスが原因です。初期症状としては，顔の半分に軽い痛み，眼・耳の違和感，かゆみ，片側耳介だけの発赤などが現れます。水疱が形成される時期と痛みや神経麻痺が出現する時期はさまざまです。治療には，内服薬による治療，抗ウイルス薬の静脈投与，ステロイドが選択肢となります。三叉神経（第Ⅴ脳神経），顔面神経（第Ⅶ脳神経），聴神経（第Ⅷ脳神経）などに発症した場合，聴力障害，知覚障害，運動障害などの合併症や顔面神経麻痺となる Ramsay Hunt 症候群，Bell 麻痺などの症状を考え，医療機関へ受診するよう勧めましょう。

　多形滲出性紅斑（EEM：Erythema exsudativum multiforme），重症薬疹〔スティーブンス・ジョンソン症候群（SJS：Stevens-Johnson syndrome），中毒性表皮壊死症（TEN：Toxic epidermal necrolysis），薬剤性過敏症症候群（DIHS：Drug-induced hypersensitivity syndrome）などは，薬剤の使用が原因で起こります。原因薬剤を調べるためには，問診が重要です。SJS，TEN，DIHS は，全身治療が必要となるため，異変を感じたらすぐに医療機関に受診しましょう[1]。

　細菌感染症を皮膚の状態だけで鑑別するためには，炎症の三主徴（発赤，熱感，腫脹）を見つけることです。初期では痛みを伴わないことがあり，外用薬だけで対応すると時間単位で悪化していきます。なかでも A 群 β 溶血性連鎖球菌などが原因の丹毒は，顔，下肢に好発します。限局した発赤が強い熱感をもち，痛みを伴った腫脹をします。局所を冷やし抗生物質と鎮痛薬で治療しますが，自己判断で抗生物質（p.66「呼吸器症状」参照）を使用すると耐性菌となる場合がありますので，医療機関を受診しましょう。

　蜂窩織炎は，皮膚から侵入した連鎖球菌，ブドウ球菌などが皮下組織へ広がり感染巣を形成します。局所の発赤と腫脹にリンパ節腫脹が伴い，重症化すると壊死性筋膜炎となるので，医療機関に受診しましょう。

皮膚症状と漢方薬

　皮膚は体を守る防御服のようなもので，外界から身体を守ってくれます。外的要因は，外傷，水虫（白癬菌感染），虫刺され，日光などです。「皮膚は内臓の鏡」といわれるように，さまざまな内的要因でも皮膚に症状が現れます。内的要因は，糖尿病，高尿酸血症，高脂血症などの生活習慣病から自己免疫疾患，悪性腫瘍などです。

　皮膚に現れる病変を総称して皮疹（発疹）といいます。皮疹には，原発疹と続発疹があります（表1）[1]。

　日本皮膚科学会は，ガイドラインを一般公開しているので，参考にするとよいでしょう[2]。

表1：原発疹と続発疹

原発疹		続発疹	
紅斑	皮膚細小血管の炎症性の血管拡張性病篇，硝子圧で退色する	びらん	限局性の表皮の欠損
		表皮剥離	真皮乳頭層に及ぶ表皮欠損
紫斑	皮膚組織内の出血による病変，硝子圧で退色しない	潰瘍	真皮に及ぶ表皮の欠損
		亀裂	角層から真皮乳頭層に及ぶ断裂性の病変
色素斑	メラニン色素の増加による皮膚病篇，黒褐色（基底層），紫褐色（真皮乳頭層），青色（真皮網状層）	鱗屑	剥離した角層が皮膚面に固着した状態
		痂皮	血漿成分，膿，細胞成分などが表皮に固着した状態
白斑	メラニン色素の減少，消失による病変	萎縮	皮膚全体が菲薄化した状態
膨疹	真皮上層の一過性の浮腫	胼胝	角質層が限局性に肥厚した状態
丘疹	主として炎症性の細胞成分の増加による径1cm未満の隆起性病変	瘢痕	欠損皮膚に薄い表皮が再生して被う状態
結節	主として浮腫性，沈着症による径1cm以上の隆起性病変		
小水疱	径0.5mm以下の内容が透見できる液体を含む病変		
水疱	径0.5mm以上の内容が透見できる液体を含む病変		
膿疱	膿性の内容物を含む隆起性病変		
囊腫	真皮内に生じた空洞性の病変		

●切り傷（切創）

　カッターナイフや包丁で指を切った，というけがは日常茶飯事です。家にある絆創膏を貼って応急処置をされていると思います。医師に診てもらう必要があるか，迷うこともあるでしょう。ところが，食事の準備で忙しかったり，診察時間外だったりと，タイミングの悪いときにかぎってけがをするものです。家庭用消毒薬で傷を処置して医療機関へ受診する方がいらっしゃいます。外科で治療するとき，家庭用消毒薬などが傷口についているとかえって処置が難しくなりますので，注意が必要です。

　手を切ったとき，確認するポイントは①汚れ，②切れ方，③けがをした部位——です。

　（1）土いじりをしているときや，油もの，砂などの異物が入った傷など，汚れがあるかどうかで対応が異なります。料理中でも，野菜を切っているときと肉や魚などを切っているときで違います。ウイルスや細菌が繁殖しやすい肉や魚の料理中のけがは，化膿しやすいので処置が変わります。傷の表面が汚れていなければほとんどの切り傷は，そのままピタッと切断面をくっつければ，自然に治ります。しかし，切断面が汚れていると，後からしみになったり化膿したりするので洗浄が必要になります。判断ができないときは，流水で 1 〜 2 分，切断面を洗い流しましょう。石けんや消毒薬は使わずに，多めの水道水で洗い流すのが効果的です。

　（2）日本刀で切ったような，スパッと切れた断面は乾燥する前に切断面を合わせれば自然に治ります。しかし，ギザギザに挫滅された切断面は，治る経過中に化膿することがあるため処置が必要になります。流水で 1 〜 2 分，切断面を洗い流した後，外科を受診しましょう。

　（3）関節や手のひら側の傷は，血管損傷や神経障害など受傷後の合併症を伴う危険性があります。指先の感覚が鈍くなっている，指の動きが悪いなど，神経障害，運動障害が疑われる場合は，外科を受診しましょう。

　指の先端を切ると出血がひどく，慌ててしまいます。輪ゴムなどで指を縛って止血を試みる方がいらっしゃいますが，その場合は慌てずハンカチで切断面を 10 分圧迫止血し，出血が止まった後に落ち着いて外科を受診しましょう。

●やけど（熱傷）

　やけどは，深さと広さ（範囲）で治療法が変わります。

11
皮膚症状

103

やけどの深さの分類は，一度：発赤，二度：水疱，三度：潰瘍，四度：炭化です。一度の深さは，熱いお風呂に入って肌が赤くなるのと同じような発赤（皮膚（表皮）の障害）です。やけどをしたときにできる水疱（皮膚の真皮の障害）は二度，皮膚がめくれて中の肉が見えるときは三度の潰瘍（皮下組織の障害）です。四度は，黒くなって痛みも感じません。やけどは時間とともに深くなりますので，できるかぎり早く冷やす必要があります。冷やす温度と時間でやけどの進行を止めることができます。やけどの広さは，やけどを受けた面積が体全体の体表面積の何％かで判断します。

●指のけが

ボールを使った競技などで指をひねったり，打撲したりしてけがをすることがあります。こうした突き指など指の関節に負担がかかったけがは，受傷後の状態で診断ができます。関節が腫れた場合は，関節，腱の損傷を考えます。関節の腫脹と皮下出血がある場合は，筋断裂，骨折を考えます。突き指をしたとき，「指を引っ張るとよい」と覚えている人がいますが，これは逆効果です。突き指は，関節に大きな負担がかかり関節と腱の損傷を考える必要がありますので，安静にする必要があります。

●床ずれ（褥瘡）

床ずれは，高齢者以外にも発症します。褥瘡は，皮膚のトラブルと考えるより皮下組織の損傷といえます。皮膚と骨に挟まった皮下組織が圧迫され，血流障害を起こすことで発生します。診断は，皮膚の状態だけでなく，皮下組織の状態を把握する必要があります。治療は，感染の有無で変わります。また，全身状態や生活環境など，治癒に関連する要因をチェックする必要があります[3]。

漢方薬を選ぶポイント

標治と本治

標治とは，表面に現れている症状を治すことです。例えば，熱には解熱剤，下痢には止痢薬といった治療法です。本治とは，根本的な原因を治すことです。例えば，胃腸が弱い人に，全身状態を改善することで胃腸を整える治療のことです。

　標治で皮膚疾患を治療するとき，二宮文乃先生の六病位（ろくびょうい）に沿った説明を基本にするとよいでしょう[4]。急性期は，感冒症候群の初期に用いる麻黄（まおう）を含んだ漢方薬などが用いられます。亜急性期は，利水剤，柴胡を含んだ漢方薬などが用いられます。慢性期（苔癬化）は，駆瘀血薬（くおけつ），建中湯類（けんちゅうとう）などが用いられます。

　本治で皮膚疾患を治療するには，基礎疾患や病態を診察し治療する必要があります。漢方医学の診断をもとに，漢方薬を選択します。

漢方薬の説明

　皮膚の炎症は，六病位で治療を行います。炎症の原因は，細菌，真菌などの感染症から外傷，熱傷，虫刺されなどさまざまです。皮膚の状態は，六病位で診断して漢方薬を選択します（表 2）。

　実証で熱をもっている場合は，葛根湯（かっこんとう）（石膏なし），越婢加朮湯（えっぴかじゅつとう）（石膏あり）など麻黄を含む漢方薬を用います。虚証で熱をもっている場合は麻黄を含まない漢方薬，桂枝湯（けいしとう），桂枝加黄耆湯（けいしかおうぎとう），升麻葛根湯（しょうまかっこんとう）などを用います。

　実証の浮腫がある場合は，五苓散（ごれいさん），柴苓湯（さいれいとう）（五苓散＋小柴胡湯）（しょうさいことう），茵蔯五苓散（いんちんごれいさん）（五苓散＋茵蔯蒿湯）など利水剤を用います。虚証の浮腫がある場合は，五苓散，当帰芍薬散（とうきしゃくやくさん），防已黄耆湯（ぼういおうぎとう）などを用います。

　実証の感染が疑われる場合は，十味敗毒湯（じゅうみはいどくとう）（荊芥，防風，甘草）（けいがい，ぼうふう，かんぞう），荊芥連翹湯（けいがいれんぎょうとう）（荊芥，防風，甘草），清上防風湯（せいじょうぼうふうとう）（荊芥，防風，甘草）などを用います（p.33 表 2，p.46 参照）。十味敗毒湯には，樸樕（ぼくそく）あるいは桜皮（おうひ）を含む漢方薬があります。樸樕は，活性型男性ホルモンを生成する 5α-reductase 酵素を阻害する作用[5]があり，桜皮（ゲニステイン，ナリンゲニン，サクラネチン）は，ERβ 結合能を介した細胞増殖因子（EGF）の誘導により線維芽細胞が増殖促進し，17β-エストラジオールの産生促進する作用[6]があります。十味敗毒湯に含まれる荊芥（ルテオリン；luteolin，ヘスペレチン；hesperetin），甘草（グリチルレチン酸；glycyrrhetinic acid），樸樕（Pentagalloyl glucose），防風（cimifugin）は，活性酸素（ROS：reactive oxygen species）抑制作用，抗菌作用があります。甘草（リクイリチゲニン；liquiritigenin，イソリクイリチゲニン；isoliquiritigenin）にはマクロファージ集簇促進作用があります。樸樕は，抗テストステロン代謝作用，皮脂合成抑制作用，抗酸化作用があります。桜皮，甘草，荊芥は，線維芽細胞にエストロゲン分泌亢進作用があります。これ

11 皮膚症状

表2：皮膚症状と虚実と六病位

六病位	太陽病	少陽病	陽明病	太陰病	少陰病	厥陰病
症状	紅斑，丘疹	小水疱	膿疱	湿潤	痂皮，苔癬化，慢性化	
実証	葛根湯(麻黄) 越婢加朮湯(麻黄，石膏) 十味敗毒湯(荊芥，防風，甘草) 柴苓湯(小柴胡湯+五苓散) 茵蔯五苓散(茵蔯蒿湯+五苓散) 五苓散	十味敗毒湯(荊芥，防風，甘草) 消風散(荊芥，防風，甘草) 越婢加朮湯(麻黄，石膏) 五苓散	十味敗毒湯(荊芥，防風，甘草) 五苓散	十味敗毒湯(荊芥，防風，甘草) 消風散(荊芥，防風，甘草) 治頭瘡一方(荊芥，防風，甘草) 排膿散及湯(荊芥，防風，甘草) 黄連解毒湯	茵蔯蒿湯 茵蔯五苓散(茵蔯蒿湯+五苓散) 四物湯 温清飲(四物湯+黄連解毒湯) 柴胡清肝湯(四物湯+黄連解毒湯) 柴胡桂枝湯(小柴胡湯+桂枝湯) 越婢加朮湯(麻黄，石膏) 消風散(荊芥，防風，甘草) 治頭瘡一方(荊芥，防風，甘草) 竜胆瀉肝湯 桂枝茯苓丸 六味丸 桔梗石膏(石膏)	
虚証	桂枝湯，桂枝加黄耆湯，当帰芍薬散	桂枝加黄耆湯，当帰芍薬散，桂枝二越婢一湯，麻黄附子細辛湯	桂枝加黄耆湯，補中益気湯，十全大補湯	桂枝加黄耆湯，黄耆建中湯	当帰飲子，黄耆建中湯，四物湯，麦門冬湯，薏苡仁	

表3：皮膚症状と虚実と慢性期（苔癬化）

	苔癬＋紅斑	紅斑，丘疹，苔癬	紅斑，水疱，苔癬
実証	温清飲，柴胡清肝湯，荊芥連翹湯	十味敗毒湯＋四物湯，柴胡桂枝湯，越婢加朮湯	消風散，治頭瘡一方，竜胆瀉肝湯，茵蔯五苓散
虚証	当帰飲子，六味丸	桂枝湯，桂枝加芍薬湯，当帰建中湯	桂枝加黄耆湯，桂枝湯＋四物湯，黄耆建中湯，薏苡仁

らによってテストステロン（男性ホルモン）に対し拮抗的に作用し，ジヒドロテストステロンによる皮脂分泌促進に抑制的に働きます[7]。虚証の感染が疑われる場合は，**桂枝二越婢一湯**，**麻黄附子細辛湯**などを用います。

　実証で化膿している場合は，**十味敗毒湯**（荊芥，防風，甘草），**黄連解毒湯**，**治頭瘡一方**（荊芥，防風，甘草を含む）などを用います。虚証で化膿している場合は，**桂枝加黄耆湯**，**黄耆建中湯**，**補中益気湯**，**十全大補湯**などを用います。

　実証でかゆみ，色素沈着がある場合は，**茵蔯蒿湯**，**温清飲**（四物湯＋黄連解毒湯），**柴胡清肝湯**，**四物湯**，**柴胡桂枝湯**，**越婢加朮湯**，**消風散**（荊芥，防風，甘草），**治頭瘡一方**（荊芥，防風，甘草），**竜胆瀉肝湯**，**茵蔯五苓散**，**桂枝茯苓丸**，**六味丸**，**桔梗石膏**などを用います。虚証でかゆみ，色素沈着がある場合は，**当帰飲子**（荊芥，防風，甘草），**黄耆建中湯**，**四物湯**，**麦門冬湯**，**薏苡仁**などを用います。

　慢性化した皮膚症状の治療（表3）では，①腸内環境を整える，②全身状態を整える――があります。

(1) 腸内環境を整える：腸内細菌を調節し全身状態を改善するために，黄連，黄芩，黄柏，大黄，乾姜，甘草，柴胡，芍薬，白朮・蒼朮，当帰，人参，茯苓などの生薬を含んだ漢方薬を用います[8]。黄連，黄芩，黄柏の3つのうち2つ以上を含む漢方薬は，**黄連解毒湯**，**半夏瀉心湯**，**荊芥連翹湯**，**温清飲**，**清上防風湯**，**女神散**，**柴陥湯**，**柴胡清肝湯**，**三黄瀉心湯**などです。

(2) 全身状態を整える：漢方医学では，生まれつきの体質と加齢に伴う変化を「腎」によるものと考え，腎を調節することで全身状態を整えます。**六味丸**，**八味地黄丸**，**牛車腎気丸**などを用います。

⑪ 皮膚症状

🌱 もう一歩踏み込んだアドバイス

　「肌がきれいになりたい」と願う気持ちは，老若男女を問わず永遠の課題です。肌の調子を整えるために，さまざまな化粧品が巷に溢れています。平安時代からウグイスの糞は，美肌効果があるといわれています。肉食の野鳥であるウグイスは，腸が非常に短いため蛋白質や脂肪の分解酵素，漂白酵素などが糞に多く含まれたまま排出されます。このため肌の蛋白質汚れ，脂肪を溶かし，肌のしみ，そばかすなどに効果を発揮します[9]。さすがにウグイスの糞が良い

と言われても，とおっしゃる方には，食事で肌をきれいにすることをお勧めします。肌の老化防止に，抗酸化作用をもつ食材を選びましょう。

　紫外線が日焼けの原因になるように，日光は皮膚の老化に影響を与えます。夏の強い日光から種子を守るために，ナスやトマトなど夏野菜の色素が抗酸化作用をもちます。色の濃い野菜や果物に多く含まれるフィットケミカル（ファイトケミカルともいう）は，カロテノイド類，ポリフェノール類，硫黄化合物，カテキン類などがあります。トマトのリコピン，人参のβカロテンなど脂溶性のカロテノイド類は，油を使う料理に適しています。水溶性のポリフェノール類は赤ワイン，コーヒーなどに含まれます。硫黄化合物は，ワサビのツンとくる臭いの成分で，大根おろしやニンニク，ネギにも含まれています。カテキン類は，お茶，コーヒー，ココアなどに含まれる苦味成分です[10]。

🌱 参考文献

1）片山一朗・監：皮膚疾患ペディア. 日本医師会雑誌, 145（特別号：2）, 2016
2）日本皮膚科学会ガイドライン　https://www.dermatol.or.jp/modules/guideline/index.php?content_id=2
3）日本褥瘡学会教育委員会ガイドライン改訂委員会：褥瘡予防・管理ガイドライン（第4版）. 褥瘡会誌, 17（4）：487-557, 2015
4）二宮文乃：図解・症例 皮膚疾患の漢方治療, 源草社, 2008
5）金子 篤, 他：尋常性痤瘡に対する十味敗毒湯の多標的作用. 新薬と臨牀, 63（9）：1436-1447, 2014
6）竹村 司, 他：尋常性痤瘡患者に対する十味敗毒湯（桜皮配合）の臨床効果と作用機序. 西日本皮膚科, 76（2）：140-146, 2014
7）松本隆志：十味敗毒湯の尋常性痤瘡改善作用とその作用機序に関する研究：福岡大学審査学位論文. 2017年3月
8）今津嘉宏：消化管症状への漢方の使い方. 臨床外科, 75（3）：274-278, 2020
9）日本化粧品技術者会　https://www.sccj-ifscc.com/library/glossary_detail/140
10）今津嘉宏, 他：病気知らずの名医が食べている長生き朝ごはん. ワニブックス, 2020

12 関節痛, 筋肉痛, 腰痛

見逃してはいけない痛み

　痛みは，命に関わることから身を守るために感じるものです。単に，転んで痛いときだけではなく，心の痛みや何とも言えない痛みまで，危険を警告してくれるセンサーです。痛みの感じ方は千差万別です。「痛がゆい」と言うように，"かゆみ"と"痛み"の受容体は同じですから，痛く感じる人とかゆいと感じる人がいます。本人が感じている痛みを理解するのは難しく，フェーススケールだけではなかなか痛みが伝わってきません。「チクチク」，「ジンジン」，「ピリピリ」などの擬音や，「締めつけられるような」，「殴られたような」などの代名詞を用いて表現する必要があります。

　痛みを主訴に整形外科に訪れる患者のうち，外科的治療の適応となるのは全体の約10％といわれています。ほとんどが，理学療法，外用薬，内用薬による治療の適応疾患です。つまり，10人に1人いる外科的治療の適応になる場合を鑑別診断する必要があります。痛みを筋肉，骨，関節に分けて考えると，救急対応が必要となる症状は，どれも神経症状が伴います。末梢神経障害による知覚障害，運動障害を伴っている場合は，医療機関を受診しましょう[1]。筋肉損傷では内出血による血腫が神経を圧迫することがあります。肉離れ（筋断裂）は，超音波検査補助で血腫を早期に除去する治療が行われています。また，骨折は，捻挫から開放性骨折まで重症度が分かれます。皮膚が損傷し骨が露出する開放性骨折は，感染率が高いことから緊急対応が必要です。

　頸椎，胸椎，腰椎など脊椎のトラブルによる痛みは，神経症状がポイントになります。特に呼吸と循環に関係する神経障害を合併する頸椎のトラブルは，緊急対応が必要です。交通事故などによる「むち打ち症」は，外傷性頸部症候群，神経根症（頸椎椎間板ヘルニア，頸椎症性神経根症），脊髄損傷など専門的な診断が必要となります。胸椎・腰椎椎間板ヘルニア，後十字靱帯骨化症，黄色靱帯骨化症，腰椎変形すべり症，腰椎分離症・分離すべり症など専門的な

診断が必要となります。

🌿 痛みと漢方薬

　鍼治療は中国の南方で始まりました。最も古い中国医学の古典『黄帝内径』の「霊枢」に鍼灸治療がまとめられています[2]。黄帝が「病気を治療するのに，ただ薬を飲ませるだけでなく，また，外科治療だけでなく，鍼灸治療によって滞った経脈を通じ，乱れた血気の調和をとり，経脈中の血気の運行を円滑にして病気を治したい」ので，岐伯に鍼灸治療をまとめさせたものが「霊枢」です。鍼灸治療に用いる身体の場所を経穴といい，経穴が体全体を連続して経絡となって覆っています。経絡は，体の表面を線路のように決まった場所を走っています（表1）。上下に走るのが経脈，左右に走るのが絡脈です。鍼や灸等を用いて経絡に働きかけることで，体のバランスを整えるのが鍼灸治療です。経穴には，井滎兪経合穴，原穴，兪穴，募穴，郄穴，絡穴などがあります[3]。

　痛みと鍼灸治療には，多くのエビデンスがあります。厚生労働省「統合医療」情報発信サイト[4]には，頭痛，頸部痛，腰痛，膝痛などの研究結果をみることができます。『鍼灸エビデンスレポート2015』[5]には，3つのメタアナリシス（うつ病，腰痛）と33のランダム化比較試験（パーキンソン病，眼精疲労，視力，脳卒中，COPD，運動誘発性喘息，誤嚥性肺炎，顎関節症，乾燥肌，褥瘡，変形性膝関節症，慢性頸肩腕痛，腰痛，線維筋痛症，機能性月経困難症，産後の下肢浮腫，認知症，冷え症，頭痛など）の研究結果をみることができます。

表1：経絡

			太陽病	少陽病	陽明病	太陰病	少陰病	厥陰病
手			左	右	右	右	左	右
			寸口	尺中	寸口	寸口	寸口	尺中
			火	火	金	金	火	火
	腑	浮	小腸	三焦	大腸			
	臟	沈				肺	心	心包
	三焦		中焦	中焦	中焦	上焦	上焦	上焦
	手指		母指	薬指	示指	小指	小指	中指

（次頁へ続く）

	太陽病（たいようびょう）	少陽病（しょうようびょう）	陽明病（ようめいびょう）	太陰病（たいいんびょう）	少陰病（しょういんびょう）	厥陰病（けっちんびょう）
手 井穴（せいけつ）	少沢（しょうたく）	関衝（かんしょう）	商陽（しょうよう）	少商（しょうしょう）	少衝（しょうしょう）	中衝（ちゅうしょう）
榮穴（えいけつ）	前谷（ぜんこつ）	液門（えきもん）	二間（じかん）	魚際（ぎょさい）	少府（しょうふ）	労宮（ろうきゅう）
兪穴（ゆけつ）	後谿（こうけい）	中渚（ちゅうしょ）	三間（さんかん）	太淵（たいえん）	神門（しんもん）	太陵（たいりょう）
経穴（けいけつ）	腕骨（わんこつ）	支溝（しこう）	陽谿（ようけい）	経渠（けいきょ）	霊道（れいどう）	間使（かんし）
合穴（ごうけつ）	小海（しょうかい）	天井（てんせい）	曲池（きょくち）	尺沢（しゃくたく）	少海（しょうかい）	曲沢（きょくたく）
原穴（げんけつ）	腕骨（わんこつ）	陽池（ようち）	合谷（ごうこく）	太淵（たいえん）	神門（しんもん）	太陵（だいりょう）
絡穴（らっけつ）	支正（しせい）	外関（がいかん）	偏歴（へんれき）	列欠（れつけつ）	通里（つうり）	内関（ないかん）
兪穴（ゆけつ）	小腸兪（膀胱経）（しょうちょうゆ）	三焦兪（膀胱経）（さんしょうゆ）	大腸兪（膀胱経）（だいちょうゆ）	肺兪（膀胱経）（はいゆ）	心兪（膀胱経）（しんゆ）	厥陰兪（膀胱経）（けついんゆ）
募穴（ぼけつ）	関元（かんげん）	任脈（にんみゃく）	天枢（てんすう）	中府（ちゅうふ）	巨闕（こけつ）	膻中（だんちゅう）
郄穴（げきけつ）	支正（しせい）	会宗（えそう）	温溜（おんる）	孔最（こうさい）	陰郄（いんげき）	郄門（げきもん）
	左	右	右	左	左	左
	尺中（しゃくちゅう）	関上（かんじょう）	関上（かんじょう）	関上（かんじょう）	尺中（しゃくちゅう）	関上（かんじょう）
	水	木	土	土	水	木
腑　浮	膀胱	胆	胃			
臓　沈				脾	腎	肝
三焦（さんしょう）	上焦（じょうしょう）	上焦（じょうしょう）	中焦（ちゅうしょう）	下焦（げしょう）	下焦（げしょう）	下焦（げしょう）
足 足趾（そくし）	小趾（しょうし）	中趾（ちゅうし）	示趾（じし）	母趾（ぼし）	薬趾（やくし）	母趾（ぼし）
井穴（せいけつ）	至陰（しいん）	竅陰（きょういん）	厲兌（れいだ）	隠白（いんぱく）	勇泉（ゆうせん）	太敦（たいどん）
榮穴（えいけつ）	通谷（つうこく）	侠谿（きょうけい）	内庭（ないてい）	太都（だいと）	然谷（ねんこく）	行間（こうかん）
兪穴（ゆけつ）	束骨（そっこつ）	臨泣（りんきゅう）	陥谷（かんこく）	太白（たいはく）	太谿（たいけい）	太衝（たいしょう）
経穴（けいけつ）	崑崙（こんろん）	陽輔（ようほ）	衝陽（しょうよう）	商丘（しょうきゅう）	復溜（ふくりゅう）	中封（ちゅうほう）
合穴（ごうけつ）	委中（いちゅう）	陽陵泉（ようりょうせん）	解谿（かいけい）	陰陵泉（いんりょうせん）	陰谷（いんこく）	曲泉（きょくせん）
原穴（げんけつ）	京骨（けいこつ）	丘墟（きゅうきょ）	衝陽（しょうよう）	太白（たいはく）	太谿（たいけい）	太衝（たいしょう）
絡穴（らっけつ）	飛陽（ひよう）	光明（こうめい）	豊隆（ほうりゅう）	公孫（こうそん）	大鐘（だいしょう）	蠡溝（れいこう）
兪穴（ゆけつ）	膀胱兪（ぼうこうゆ）	胆兪（膀胱経）（たんゆ）	胃兪（いゆ）	脾兪（膀胱経）（ひゆ）	腎兪（膀胱経）（じんゆ）	肝兪（膀胱経）（かんゆ）
募穴（ぼけつ）	中極（ちゅうきょく）	日月（じつげつ）	中脘（ちゅうかん）	章門（肝経）（しょうもん）	京門（けいもん）	期門（きもん）
郄穴（げきけつ）	金門（きんもん）	外丘（がいきゅう）	梁丘（りょうきゅう）	地機（ちき）	水泉（すいせん）	中都（ちゅうと）

12

関節痛，筋肉痛，腰痛

漢方薬を選ぶポイント

体重を体で支えていたのが，体力の低下で筋肉に負担がかかるようになると，①筋肉痛になります。筋肉が弱くなり関節で支えるようになると，②関節の痛みになります。痩せ衰えてくると関節だけでなく骨で支えるようになり，③骨の痛み，④その他（浮腫など）の痛みになります。

1) 筋肉痛

筋肉痛や肩こりなどには，芍薬と甘草を含む漢方薬を用います。芍薬に含まれるペオニフロリンと甘草に含まれるグリチルリチン酸は，筋肉を弛緩させる働きがあります。こむら返りによく使われる**芍薬甘草湯**は，急激に起こる筋肉のけいれんを伴う疼痛，筋肉・関節痛，胃痛，腹痛に効能・効果があります。つまり，横紋筋だけでなく平滑筋の痛みにも作用します。芍薬と甘草を含む**葛根湯**，**桂枝加朮附湯**などもよく用いられます。葛根湯は，感冒にも用いられますが，首から上の症状に応用されます。葛根湯は，僧帽筋の緊張による頭痛，眼の痛み，首こり，肩こりなどに用いられます。桂枝湯に白朮・蒼朮，附子を加えた桂枝加朮附湯は肩甲骨に関連した筋肉痛で，首こりよりは肩こりや上肢の痛みなどに用いられます。

2) 関節の痛み

関節の痛みには，麻黄を含む漢方薬が用いられます。麻黄はエフェドリンを含み，痛みを和らげます。薏苡仁は，むくみに用いられます。麻黄と薏苡仁を含む**麻杏薏甘湯**，**薏苡仁湯**は，痛みとむくみがある関節痛に用います（表2）。薏苡仁湯には，芍薬と甘草が含まれますので，筋肉痛と関節痛とむくみに用います。白朮・蒼朮は，むくみに用いられます（表3）。二朮湯には，白朮と蒼朮が含まれています。

3) 骨の痛み

骨の痛みには，附子を含む漢方薬が用いられます。附子はアコニチンを含み，末梢循環を改善します。附子を含む漢方薬は，**麻黄附子細辛湯**，**桂枝加朮附湯**，**真武湯**，**大防風湯**，**八味地黄丸**，**牛車腎気丸**などです。**麻黄附子細辛湯**は感冒などに用いられ，「悪寒，微熱，全身倦怠，低血圧で頭痛，めまいあり，四肢に疼痛冷寒あるものの次の諸症：感冒，気管支炎」に効能・効果があります。**桂枝加朮附湯**は，肩甲骨に関連した筋肉痛などに用います。**真武湯**は，「新陳代謝の沈衰しているものの次の諸症：胃腸疾患，胃腸虚弱症，慢性腸炎，消化不良，胃アトニー症，胃下垂症，ネフローゼ，腹膜炎，

表2：関節痛に用いる漢方薬

	麻黄湯 まおうとう	麻杏薏甘湯 まきょうよくかんとう	麻杏甘石湯 まきょうかんせきとう	薏苡仁湯 よくいにんとう
麻黄	▲ 3〜5	▲ 4	▲ 4	▲ 4
薏苡仁		■ 10		■ 8〜10
杏仁	■ 4〜5	■ 3	■ 4	
甘草	■ 1〜1.5	■ 2	■ 2	■ 2
桂皮	■ 2〜4			■ 3
その他			○ 石膏 10	○ 当帰 4 ○ 芍薬 3 ○ 白朮・蒼朮 4
効能・効果	体力充実して，風邪のひきはじめで，寒気がして発熱，頭痛があり，咳が出て身体のふしぶしが痛く汗がでていないものの次の諸症：感冒，鼻風邪，気管支炎，鼻づまり	体力中等度なものの次の諸症：関節痛，神経痛，筋肉痛，いぼ，手足のあれ（手足の湿疹・皮膚炎）	体力中等度以上で，咳が出て，ときにのどが渇くものの次の諸症：咳，小児喘息，気管支喘息，気管支炎，感冒，痔の痛み	体力中等度で，関節や筋肉のはれや痛みがあるものの次の諸症：関節痛，筋肉痛，神経痛

脳溢血，脊髄疾患による運動ならびに知覚麻痺，神経衰弱，高血圧症，心臓弁膜症，心不全で心悸亢進，半身不随，リウマチ，老人性瘙痒症」に効能・効果があります。

4) その他の痛み

　関節の腫れを伴う痛みは，炎症による腫脹と浮腫による腫脹があります。炎症による腫脹は，急性期〜亜急性期で熱をもち発赤があります。この場合は，薏苡仁湯，麻杏薏甘湯などの麻黄が含まれる漢方薬を用います。浮腫による腫脹は，慢性期で熱はなく浮腫により蒼白〜白色です。この場合は，防已黄耆湯，薏苡仁などの利水作用がある漢方薬を用います。

　冷えによる痛みは，当帰四逆加呉茱萸生姜湯，苓姜朮甘湯など生姜を含む漢方薬を用います。浮腫によって冷え痛むものは，五積散など二陳湯（気血水の水を調節する）を含む漢方薬を用います。末梢循環障害による痛みは，駆瘀血剤（気血水の血を調節する）を用います。

12
関節痛，筋肉痛，腰痛

113

表3：白朮と蒼朮の比較

文献		白朮	蒼朮
第十七改正日本薬局方 第2追補解説書，廣川書店，2006	基原	オケラ（A. japonica Koidz）の根茎（ワビャクジュツ），またはオオバナオケラ（A. ovata DC.）の根茎（カラビャクジュツ）	キク科のホソバオケラ（Atractylodes lancea DC. または A. chinensis Koidzumi）の根茎
	使用目的	理中・利水・補剤	発汗・除湿・瀉剤
	精油	精油1.5 ～ 3.0％で主成分は，Atractylon	精油3.5 ～ 7.0％を含有し主成分は Atractylodin で，β-Eudesmol, Hinesol など
Ikehata M, et al：Effects of Sairei-to on the Pharmacokinetics of Nifedipine in Rats. Phytother Res, 22（1）：12-17, 2008		白朮柴苓湯は，小腸で CYP3A 蛋白発現が誘導され活性されるのを抑制する	蒼朮柴苓湯は，CYP3A 活性の亢進は肝臓では認められず，小腸で CYP3A 蛋白発現が誘導され活性が有意に増加する
織田真智子，他：蒼朮五苓散と白朮五苓散の薬理作用の比較検討．和漢医薬学雑誌，17：115-121，2000		白朮五苓散は，AST，ALT の抑制傾向はあるが，優位の肝障害抑制作用は認めなかった	蒼朮五苓散は，AST，ALT を抑制し，肝障害抑制作用を認めた
		脱水状態に白朮五苓散は，抗利尿作用が著明であった（P＜0.05）	飲水量は，蒼朮五苓散で増加した（P＜0.05）
		脱水状態にフロセミドと白朮五苓散を併用すると，明らかに尿量増加を抑制した（P＜0.01）	脱水状態にフロセミドと白朮五苓散を併用すると，尿量増加を抑制しなかった。
名取通夫，他：漢方における白朮と蒼朮の検討．日本東洋医学雑誌，47（3）：419-424, 1996		関節痛がある症例では，白朮を用いた場合の改善率は35％	関節痛がある症例では，蒼朮を用いた場合の改善率は65％

漢方薬の説明

　大防風湯の構成生薬は，黄耆3，地黄3，芍薬3，蒼朮3，当帰3，杜仲3，防風3，川芎2，甘草1.5，羌活1.5，牛膝1.5，大棗1.5，人参1.5，乾姜1，附子1です。四君子湯（気虚）と四物湯（血虚）を合わせると八珍湯になります。八珍湯は，十全大補湯，人参養栄湯，炙甘草湯，大防風湯など気血両虚に用いられる漢方薬の基本となります。大防風湯は，人参，黄耆を含む参耆剤ですので，体力が低下し全身状態が弱っている病態に用います。

　大防風湯と鑑別が必要な漢方薬が，疎経活血湯です。大防風湯と疎経活血湯

表 4：四君子湯，四物湯，十全大補湯，人参養栄湯，炙甘草湯，大防風湯，疎経活血湯

	四君子湯	四物湯	十全大補湯	人参養栄湯	炙甘草湯	大防風湯	疎経活血湯
人参	●3~4		●2.5~3	●3	●2~3	●1.2~1.5	
白朮・蒼朮	●3~4		●3~4	●4		●2.5~4.5	●2~3
茯苓	●4		●3~4	●4			●1~2
甘草	●1~2		●1~2	●1	●炙甘草 3~4	●1.2~1.5	●1
生姜	●0.5~1				●0.8~1（あるいはヒネショウガ 3）	●0.5~1（あるいは乾姜 1,ヒネショウガ 1.2~1.5）	●0.5
大棗	●1~2				●3~7.5		
地黄		■3~5	■3~4	■3~4	■4~6	■2.5~3.5	■2~3
芍薬		■3~5	■3	■2~4		■2.5~3.5	■2.5
川芎		■3~5	■3			■2~3	■2~2.5
当帰		■3~5	■3~4	■4		■2.5~3.5	■2~3.5
黄耆			▲2.5~3	▲1.5~2.5		▲2.5~3.5	
桂皮			▲3	▲2~2.5	▲3		
防風						▲2.5~3.5	▲1.5~2.5
羌活						▲1.2~1.5	▲1.5~2.5
牛膝						▲1.2~1.5	▲1.5~3
その他				遠志 1~2 陳皮（橘皮）2~2.5 五味子 1~1.5	麦門冬 5~6 麻子仁 3~4 阿膠 2~3	杜仲 2.5~3.5 加工附子 0.5~2	桃仁 2~3 威霊仙 1.5~3 陳皮 1.5~3 防已 1.5~2.5 竜胆 1.5~2.5 白芷 1~2.5

●：四君子湯の配合生薬，■：四物湯の配合生薬

に共通する構成生薬は，当帰，地黄，川芎，白朮・蒼朮，芍薬，牛膝，羌活，防風，生姜，甘草です（表 4）。疎経活血湯にのみ含まれる生薬は，利水作用（茯苓，威霊仙，防已，竜胆），駆瘀血作用（桃仁），健胃作用（陳皮），鎮痛作用（白芷）です。どちらも四物湯が基本になっている漢方薬ですが，大防風湯は参耆剤ですので胃腸の弱いときも大丈夫です。しかし，疎経活血湯は健胃作用のある生薬は茯苓と陳皮なので，副作用の胃もたれや食欲低下などがあります。

12

関節痛，筋肉痛，腰痛

もう一歩踏み込んだアドバイス

　アイヌがヒグマを仕留めるため，ひじりの先につけていたのがトリカブト（附子）に含まれるアコニチン系エステルアルカロイドです。この成分は，アコニチン，ヒパコニチン，メサコニチンなどで，鎮痛作用の主成分はメサコニチンです。メサコニチンは 105℃で加熱処理をすると，60 分で 0.1295％から0.0049 〜 0.0076％（3.78 〜 5.87％）へ加水分解され毒性が減弱します[6]。

　附子の鎮痛作用は，①痛覚伝導経路の痛覚抑制系にある κ オピオイド受容体から，内因性オピオイドであるダイノルフィンの遊離を促進させる，②血管内皮細胞の細胞内カルシウムイオン濃度を上昇させる，③一酸化窒素（Nitric Oxide）合成酵素を活性化し NO 産生促進する——ことで血管平滑筋を弛緩，鎮痛作用を発揮します[7]。

　附子に鎮痛作用があり，加水分解することで毒性が減弱されていることを理解しても，使いこなすにはコツがいります。まず附子の薬理作用を知るためには，アコニチン毒による病態を知る必要があります。成人の場合，アコニチン毒の経口致死量は 1.5 〜 6mg/kg，トリカブトの根にすると 1 〜 3g です[8]。経口摂取後，10 〜 20 分以内に症状が現れます。口唇や舌のしびれに始まり，次第に手足のしびれ，嘔吐，腹痛，下痢，不整脈（心房細動，心房粗動），血圧低下などを起こし，痙攣，呼吸不全（呼吸中枢麻痺）に至って死亡します。

　附子を使用する際のポイントは，2 つあります。一つは，副作用チェックです。私の臨床経験から，附子の薬理作用は個人差があります。ごく少量で薬理作用が現れる方が，全体の 1％未満ですがおられます。附子を含む漢方薬を用いる場合は，必ずチャレンジテストを行いましょう。舌の上に，附子を含む漢方薬を 2 〜 3 粒投与し，30 分間モニタリングします。舌のしびれや舌の知覚麻痺は，必ず認めます。15 分を経過したところで，飲酒後発赤するような皮膚色の変化，動悸などの有無を問診します。さらに，15 分観察を行い，症状の変化を確認します。チャレンジテストをすることで，附子によるトラブルを未然に防ぐことができます。

　二つめは説明の仕方です。患者さんへ「この薬には，トリカブトが含まれています」とお話しすると，「トリカブトって，毒ですよね」「殺人事件にトリカブトが使われたんじゃありませんか」「私に毒を飲ませるんですか」とどんどん怖い話になります。しかし，丁寧に説明することで，必ず納得してもらえます。患者さんの目をしっかりと見ながら，①附子は，トリカブトである，②ト

116

リカブトには，アコニチンが含まれるため加熱処理をしないと毒性がある，③
附子は，加熱処理でアコニチンが加水分解され，毒性が減弱されている，④薬
理作用があるため，口の中のしびれや動悸などの症状が出現する，⑤附子の副
作用を理解することで，安心して安全に服用することができる——というよう
に順序立てて説明しましょう。附子のもつ力を発揮させるためには，わかりや
すい説明が必要です。

参考文献

1) 日本整形外科学会：整形外科/運動器；症状・病気をしらべる https://www.joa.or.jp/public/sick/index.html 〔2020年3月閲覧〕
2) 小曽戸丈夫：霊枢　新釈. たにぐち書店, 2006
3) 山田光胤, 他：図説東洋医学(基礎編). 学研プラス, 1979
4) 厚生労働省：厚生労働省「統合医療」に係る情報発信等推進事業 eJIM；鍼治療 https://www.ejim.ncgg.go.jp/pro/overseas/c02/01.html 〔2020年3月閲覧〕
5) 日本鍼灸エビデンスレポート2015 (EJAM 2015) http://jhes.umin.ac.jp/ejamj.html 〔2020年3月閲覧〕
6) 滝 昌則, 他：修治ブシ末N (TJ-3022)の品質と薬理学的研究　Natural Medicines, 52 (4)：343-352, 1998
7) Suzuki Y, et al：Antinociceptive effect of Gosha-jinki-gan, a Kampo medicine, in streptozotocin-induced diabetic mice. Japanese Journal of Pharmacology, 79：169-175, 1999
8) 厚生労働省：自然毒のリスクプロファイル；高等植物；トリカブト https://www.mhlw.go.jp/stf/seisakunitsuite/bunya/0000082112.html 〔2020年3月閲覧〕

12　関節痛，筋肉痛，腰痛

⑬ 泌尿器疾患

見逃してはいけない泌尿器疾患

　命を維持するために，人は水分を補給する必要があります。補給した水分で不要になったものは，息，便，尿で排出されます。尿は，血液が腎臓で濾過された後，尿管を通って膀胱に貯められ尿道から排出されます。尿検査では，腎臓機能の評価だけでなく，腎臓から尿道までの状態を把握することができます。また，全身状態の変化で血液の状態が変化すれば，尿の状態へも影響が現れます。

　尿のトラブルは，①全身状態（腎前性），②腎臓の状態（腎性），③尿管〜尿道（腎後性）——に分かれます。

- (1) 全身状態（腎前性）：腎前性障害は，水分減少（細胞外液量減少），腎臓への循環障害などが原因です。
- (2) 腎臓の状態（腎性）：腎性障害は，急性と慢性があります。腎性急性障害は，尿検査で鑑別します（表1）[1]。尿検査で尿中に円柱を認めた場合，円柱の種類によって，腎臓の状態を知ることができます。円柱とは，尿細管上皮から分泌される Tamm-Horsfall 蛋白が尿細管を鋳型にして凝固沈殿したものです。特徴として，①血管性障害は顆粒円柱，赤血球円柱，②糸球体性障害は蛋白尿，血尿（特に糸球体性血尿（変形赤血球））[2]，赤血球円柱，③間質性障害は，白血球尿，好酸球尿，白血球円柱，④尿細管性障害は，顆粒円柱の所見が見られます。

　　また，腎性慢性障害は，糖尿病性腎症，高血圧性腎硬化症，続発性糸球体症などです。
- (3) 尿管〜尿道（腎後性）：腎後性腎障害とは，閉塞性尿路疾患をいい，代表的疾患として尿路結石症，前立腺肥大症などがあります。

　いずれも，それぞれの病態にあった治療を行う必要があります。

表1：腎性急性腎障害

疾患		特徴	治療
血管性	血管炎	ANCA 陽性 急速進行性腎炎症候群（RPGN）の型をとることが多い	ステロイド，エンドキサン
	悪性高血圧	高血圧	降圧
	強皮症腎クリーゼ	全身性強皮症（SSc） 血清レニン活性上昇による高血圧	ACE 阻害薬
	血栓性微小血管障害症	貧血，血小板減少，紫斑	血漿交換
	腎梗塞	腹痛，LDH ↑，心房細動	抗凝固療法，血栓溶解薬，塞栓除去術
糸球体性	溶連菌感染後急性糸球体腎炎（PSAGN）	補体低下，ASO	感染症治療
	抗腎糸球体基底膜抗体（GEM）腎炎	抗 GBM 抗体	ステロイド
急性間質性腎炎（AIN）		70%が薬剤性 薬剤投与 2 週間後，感染症やリンパ腫でも発症，発熱，皮疹，好酸球増多，白血球尿（尿沈渣で好酸球尿）	薬剤中止 感染症治療，ステロイド治療
急性尿細管壊死（ATN）		顆粒円柱，尿β_2マクログロブリン，NAG 上昇	虚血性であれば，体液量の補正 腎毒性であれば，薬剤中止，原因治療

(聖路加国際病院内科チーフレジデント・編：内科レジデントの鉄則　第3版, 医学書院, 2018)

泌尿器疾患と漢方薬

●尿路感染症 [2), 3)]

　尿路感染症は，①尿道炎，膀胱炎，②腎盂腎炎，③前立腺炎，④精巣上体炎──などがあります（抗生物質と適応菌種については，p.68 表1参照）。

　(1) 尿道炎，膀胱炎：直腸常在菌による感染症で，閉経前の女性でグラム陽性球菌であれば，βラクタマーゼ阻害薬配合ペニシリン系薬，セフェム系薬，キノロン系薬を用います[4]。閉経後の女性ではキノロン耐性グラム陽性球菌が多く，セフェム系薬，βラクタマーゼ阻害薬配合ペニシリン系薬を用います。

　(2) 腎盂腎炎：膀胱炎と同じ起炎菌と考え腎排泄型のβラクタム系薬，キノ

13
泌尿器疾患

ロン系薬が用いられます。カテーテル関連尿路感染症は，グラム陰性桿菌が多く緑膿菌を想定した広域抗生物質を用います。

(3) 前立腺炎：38℃以上の発熱，全身倦怠感，排尿痛，頻尿，尿意切迫感，排尿困難，会陰部不快感，会陰部痛などの症状がみられます。原因菌は，グラム陽性球菌が多く，原則として注射による第2・3世代セフェム系薬，βラクタマーゼ阻害薬配合ペニシリン系薬，キノロン系薬が用いられます。

(4) 精巣上体炎：35歳以下の男性で尿道炎の原因となる *Neisseria gonorrhoeae*, *Chlamydia trachomoatis*，それ以外の年齢は，グラム陽性球菌が多く認められます。治療には広域抗生物質を用います。

●下部尿路症状 [5), 6)]

　下部尿路症状は，頻尿，夜間頻尿，尿意切迫感，尿失禁，排尿困難，膀胱痛などをいいますが，原因は男女で違いがあります。

　女性の下部尿路症の原因は，過活動膀胱，細菌性膀胱炎，間質性膀胱炎，膀胱癌，膀胱結石，尿道炎，尿道狭窄，尿道憩室，骨盤底の脆弱化（尿道過可動，骨盤臓器脱など），骨盤部手術・放射線治療後遺症，膀胱・尿道腟瘻，多尿，夜間多尿，各種神経疾患（神経因性膀胱）などさまざまです。

　治療としては，排尿筋過活動による過活動性膀胱，腹圧性尿失禁などは，行動療法，薬物療法，電気・時期刺激療法などが行われます。また，下部尿路閉塞については外科的閉塞解除が，排尿筋停活動については薬物療法，間欠導尿が行われます。

　男性の場合は，前立腺肥大症，前立腺炎，前立腺癌，過活動膀胱，低活動膀胱，膀胱炎，間質性膀胱炎，膀胱癌，膀胱結石，尿道炎，尿道狭窄，神経疾患，多尿，夜間多尿などが主な原因です。

　治療として，前立腺肥大症は，行動療法，α_1遮断薬やPDE5阻害薬などの薬物療法，外科的治療などで，外科的治療の適応がない30mL以上の前立腺腫大は5α還元酵素阻害薬を併用し，過活動性膀胱がある場合は，抗コリン薬，β_3作動薬を併用します。また，夜間尿が主症状の場合，①排尿筋過活動による過活動性膀胱，腹圧性尿失禁などは，行動療法，薬物療法，電気・時期刺激療法など，②下部尿路閉塞は，外科的閉塞解除，③排尿筋停活動は，薬物療法，間欠導尿——がそれぞれ行われます。

　一方，前立腺肥大症を伴わない過活動性膀胱の場合は，行動療法，抗コリン

薬，β_3 作動薬などによる薬物療法などを行います。

●腎結石症・尿路結石症・膀胱結石症[7]

　尿の中に含まれる物質が結晶となり，蛋白質などと結合して固まったものを結石といいます。この結石が腎臓にできたものは腎結石，尿管へ移動したものが尿路結石，膀胱にできたものは膀胱結石と分類されます[8]。酸性の尿は結石ができやすく，アルカリ性の尿はリン酸カルシウム結石ができやすくなります。直径 5 ～ 9mm までの結石は自然排出されます。自然排出されない結石は，衝撃波で破砕（体外衝撃波破砕療法：ESWL；Extracorporeal Shock Wave Lithotripsy），尿道から内視鏡で治療（経尿道的結石破砕術：TUL；Transuretheral Uretero Lithotripsy），外科的治療などが行われます。

漢方薬を選ぶポイント

　泌尿器疾患によく用いられる猪苓湯，猪苓湯合四物湯，清心蓮子飲，五淋散，竜胆瀉肝湯は，気の異常（感染）に猪苓湯，清心蓮子飲，五淋散，竜胆瀉肝湯など，血の異常（血尿）に猪苓湯，猪苓湯合四物湯，竜胆瀉肝湯など，水の異常に猪苓湯，猪苓湯合四物湯，清心蓮子飲などが用いられます。

　泌尿器疾患は，①感染症，②冷えに関連した症状，③精神的要因——に分けて漢方薬を選びます。

1)　感染症

　抗生物質が第一選択薬となる感染症に漢方薬を用いる目的は，検査で細菌を認めない無菌性膀胱炎，耐性菌予防，抗生物質との併用などです。感染による粘膜障害で血尿を伴う急性期の場合は**猪苓湯**，慢性期の場合は**猪苓湯合四物湯**，血尿を伴わない急性期の症状は**五淋散**，排尿障害や排尿痛など症状が強い場合は**竜胆瀉肝湯**，慢性期の症状に**清心蓮子飲**を用います[9]。

2)　冷えに関連した症状

　体が冷えると尿意を催すように，冷えが泌尿器疾患と深く関連があることが理解できます。**六味丸，八味地黄丸，牛車腎気丸**が，よく用いられます。

　気血水の気の異常で冷えが生じるのは，交感神経と副交感神経のバランスに注目しましょう。交感神経優位で症状を認める場合は，**柴胡加竜骨牡蛎湯，黄連解毒湯，加味逍遙散**などを用います。副交感神経優位で症状を認める場合は，**抑肝散加陳皮半夏，柴胡桂枝乾姜湯，桂枝加竜骨牡蠣湯**などを用

います。

3) 精神的要因

　　感染が検査で証明されていないが，症状を認める場合や行動療法の適応となる病態は，精神的要因が関与していると考えられます。

　　気血水の血の異常で冷えが生じるのは，瘀血（おけつ）と考えて**当帰四逆加呉茱萸生姜湯（とうきしぎゃくかごしゅゆしょうきょうとう）**，**当帰湯（とうきとう）**，**当帰建中湯（とうきけんちゅうとう）**などを用います。

　　気血水の水の異常で冷えを生じるのは，**五苓散（ごれいさん）**（浮腫と尿不利），**猪苓湯**（浮腫と尿不利），**猪苓湯合四物湯**（浮腫と瘀血と尿不利），**白虎加人参湯（びゃっこかにんじんとう）**（口渇と尿利），**清心蓮子飲**（尿利と精神症状）などを用います。（尿ヲ利スルと尿ヲ利スルコト不（ナ）シは，逆の意味です。小水が出るという意味が尿ヲ利（リ）スル。尿が出ないのが，尿ヲ利（リ）スルコト不（ナ）シです）

漢方薬の説明

六味丸と八味地黄丸と牛車腎気丸

　　六味丸に桂皮，附子を加えたのが八味地黄丸です。八味地黄丸に牛膝（ごしつ），車前子（しゃぜんし）を加え附子の量を増加させたのが牛車腎気丸です（p.48 参照）。

　　これらの成分は，①地黄，山茱萸，山薬は，体力をつけて全身状態を改善（補腎益精），②牡丹皮，沢瀉は，体にある不要な熱を調節（清虚熱），③茯苓（ぶくりょう）は「利水」で水分バランスを調節，④桂皮，附子は，体を温め，体の芯の冷えをとる，⑤牛膝，車前子は「補腎利水」で水分バランスを調節し全身状態を改

表2：地黄を含む漢方薬　　　　　　　　　　　　　　　（＊：湯の配合量を示した〔別に散あり〕）

	六味丸（ろくみがん）＊	杞菊地黄丸（こぎくじおうがん）＊	八味地黄丸（はちみじおうがん）＊	牛車腎気丸（ごしゃじんきがん）
地黄（じおう）	■5〜6	■5〜8	■5	■5〜8
山茱萸（さんしゅゆ）	■3	■3〜4	■3	■2〜4
山薬（さんやく）	■3	■4	■3	■3〜4
沢瀉（たくしゃ）	■3	■3	■3	■3
茯苓（ぶくりょう）	■3	■3	■3	■3〜4
牡丹皮（ぼたんぴ）	■3	■2〜3	■3	■3
桂皮（けいひ）			■1	■1〜2
附子（ぶし）（加工ブシ）			■0.5〜1	■0.5〜1
その他		枸杞子 菊花		牛膝 2〜3 車前子 2〜3

善（温陽散寒）——の効果があります。

　六味丸は，「疲れやすくて尿量減少または多尿で，時に口渇があるものの次の諸症：排尿困難，頻尿，むくみ，かゆみ」に効能・効果があります。**八味地黄丸**は，「疲労，倦怠感著しく，尿利減少または頻数，口渇し，手足に交互的に冷感と熱感のあるものの次の諸症：腎炎，糖尿病，陰萎，坐骨神経痛，腰痛，脚気，膀胱カタル，前立腺肥大，高血圧」に効能・効果があります。**牛車腎気丸**は，「疲れやすくて，四肢が冷えやすく尿量減少または多尿で時に口渇がある次の諸症：下肢痛，腰痛，しびれ，老人のかすみ目，かゆみ，排尿困難，頻尿，むくみ」に効能・効果があります。

　牛膝は，**疎経活血湯**（そけいかっけつとう）（関節痛，神経痛，腰痛，筋肉痛），**大防風湯**（だいぼうふうとう）（関節がはれて痛み，麻痺，強直して屈伸しがたいものの次の諸症：下肢の関節リウマチ，慢性関節炎，痛風）に含まれる生薬です。車前子は，**五淋散**（頻尿，排尿痛，残尿感），**竜胆瀉肝湯**（比較的体力があり，下腹部筋肉が緊張する傾向があるものの次の諸症：排尿痛，残尿感，尿の濁り，こしけ），**清心蓮子飲**（全身倦怠感があり，口や舌が乾き，尿が出しぶるものの次の諸症：残尿感，頻尿，排尿痛）に含まれる生薬です。牛膝，車前子の両方の作用による血中 IGF-1 濃度の上昇と，牛膝による血中 TNF-α 濃度減少作用によって，牛車腎気丸は筋萎縮抑制効果があります[10]。

🌱 もう一歩踏み込んだアドバイス

男性の妊活[11), 12)]

　少子高齢化社会の妊活は，男性の問題でもあります。男性不妊の原因は，①造精機能障害（停留精巣，精索静脈瘤，クラインフェルター症候群，低ゴナドトロピン性性腺機能低下症，ムンプス精巣炎，精巣捻転，精巣外傷，悪性腫瘍），②精子輸送路の閉塞（精管欠損症，副性器の異常，精巣上体炎，前立腺炎，鼠径ヘルニア術後，精管切断術後），③精子機能障害（前立腺炎，精巣上体炎，免疫学的障害），④勃起・射精障害（ED，逆行性射精）——に分類されます[13]。漢方治療の適応は，造精機能障害と精子機能障害です。精子輸送路の閉塞は，外科的治療を中心に行われます。

　男性の妊活に用いられる漢方薬は，**補中益気湯**（ほちゅうえっきとう），**柴胡加竜骨牡蛎湯**，**八味地黄丸**など[14)〜17)]です。補中益気湯，柴胡加竜骨牡蛎湯，八味地黄丸は，精子の運動率，精子濃度を上げる作用などがあります。補中益気湯は，精漿中のサイ

13
泌尿器疾患

トカインに作用します。補中益気湯が，soluble Fas 濃度を上昇させることで
アポトーシス誘導に関与する Fas の働きを抑制し，精子濃度と運動率を改善す
ると考えられています。柴胡加竜骨牡蛎湯の作用機序は不明で，精神的な負担が
精漿中のサイトカインに影響を与えることに関係があると考えられています。
八味地黄丸は，滋養強壮強精作用によるものと考えられています。

　男性の妊活のポイントは，全身状態を改善させることです。精神的ストレス
や肉体的ストレスを調節することが大切です。

🥄 参考文献

1) 聖路加国際病院内科チーフレジデント・編：内科レジデントの鉄則　第3版, 医学書院, 2018
2) 日本泌尿器科学会泌尿器科領域における感染制御ガイドライン作成委員会：泌尿器科領域におけ
   る感染制御ガイドライン, 日本泌尿器科学会　https://www.urol.or.jp/lib/files/other/guideline/12_
   infection_control_urology.pdf〔2020年3月閲覧〕
3) 日本感染症学会, 日本化学療法学会 JAID/JSC 感染症治療ガイド・ガイドライン作成委員会 尿路感
   染症・男性性器感染症ワーキンググループ：JAID/JSC 感染症治療ガイドライン 2015；尿路感染症・
   男性性器感染症. 日本化学療法学会雑誌, 64 (1)：1-30, 2015
4) 日本泌尿器科学会血尿診断ガイドライン検討委員会：血尿診断ガイドライン, 日本泌尿器科学会,
   2006　https://www.urol.or.jp/lib/files/other/guideline/16_hematuria_diagnosis.pdf〔2020年3月閲覧〕
5) 日本排尿機能学会, 日本泌尿器科学会・編：女性下部尿路症状診療ガイドライン 第2版, リッチヒル
   メディカル, 2019
6) 日本泌尿器科学会・編：男性下部尿路症状・前立腺肥大症診療ガイドライン, リッチヒルメディカ
   ル, 2017
7) 日本泌尿器科学会, 日本泌尿器内視鏡学会, 日本尿路結石症学会・編：尿路結石症診療ガイドライン
   第2版, 金原出版, 2013
8) 大地宏：症状別病気解説；尿路結石. 社会福祉法人恩賜財団済生会　https://www.saiseikai.or.jp/
   medical/disease/ureteral_calculus/〔2020年3月閲覧〕
9) 菅谷公男, 川嶋健吾：泌尿器疾患に効く漢方, 洋學社, 2016
10) 牧野利明：生薬・漢方薬のサルコペニア予防作用に関する研究. 上原記念生命科学財団研究報告集,
    30：1-4, 2016
11) 日本性機能学会, 日本泌尿器科学会・編：ED診療ガイドライン 第3版, リッチヒルメディカル, 2018
12) 日本泌尿器科学会, 日本 Men's Health 医学会「LOH症候群診療ガイドライン」検討ワーキング委員
    会・編：加齢男性性腺機能低下症候群診療の手引き, じほう, 2007
13) 石川博通, 岡崎雅子：男性不妊. 歯科学報, 114 (3)：198-205, 2014
14) 平松正義, 他：男性不妊患者に対する柴胡加竜骨牡蛎湯, 補中益気湯；治療の経験. 漢方医学, 17：
    246-248, 1993
15) 李洋, 他：男性不妊における補中益気湯の臨床効果について. 産婦人科の進歩, 48 (4)：406-410,
    1996
16) 三浦一陽, 他：男性不妊症患者に対する八味地黄丸の臨床効果について. 泌尿紀要, 30 (1)：97-102,
    1984
17) 古谷雄三, 他：特発性造精機能障害に対する漢方療法. 泌尿器科紀要, 50 (8)：545-548, 2004

14 不眠

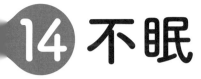

見逃してはいけない不眠

　原発性不眠症は，精神的要因がきっかけとなって起こります。精神的要因による睡眠の問題は「鶏が先か，卵が先か」，ストレスがあるから眠れなくなるのか，眠れないから精神的問題が起きるのか，難しいところがあります。精神的要因は本人にしかわからないため，こじらせたり根深くなったりしやすいものです。よく話を聞いても，本人にとっても目をそらしたいことなので教えてくれないことが多く，難渋します。まずは，相談できる関係を築くことが大切になります。

　生活習慣病と睡眠の関係をご存じでしょうか。高血圧症の 40.1％に入眠障害を認め，42.3％に中途覚醒を認めます[1]。糖尿病の HbA1c と睡眠の質が関係していることもわかってきており，質の良い睡眠をとることが必要です[2]。生活習慣病と睡眠との関係を考えると，質の良い睡眠をとることで，健康寿命を延ばし，元気で健康な毎日を過ごすことができるようになります。

　睡眠時無呼吸症候群は，60 歳以上の男性の 20％前後に多くみられ，不眠，循環器機能低下など全身状態に影響します。また，ベンゾジアゼピン系睡眠薬は呼吸抑制や筋弛緩作用があるため，睡眠時無呼吸症候群を悪化させる場合があり，原因となる睡眠時無呼吸症候群の治療が基本になります。

　鉄欠乏性貧血，関節リウマチなどは，レストレスレッグス症候群の原因になり，入眠前の安静時に下肢の不快感を感じることがあります。加齢とともに増加しますが，これに合併しやすいのが睡眠時周期性四肢運動障害で，いわゆる"こむら返り"です。65 歳以上では 20％以上にみられます。治療は，原因となる鉄欠乏性貧血，関節リウマチなどの治療が基本になります。

　レム睡眠行動障害は，パーキンソン病，レビー小体病，多系統萎縮症（MSA：Multiple system atrophy）などの変性神経疾患の前駆発症としてみられます。寝言や四肢の異常運動から興奮して暴力行為がみられます。原因とな

る変性神経疾患の治療が基本になります。

　薬剤惹起性睡眠障害は，降圧薬（β遮断薬，α_2刺激薬，Ca拮抗薬），抗ヒスタミン薬，ステロイド剤，カフェイン，抗パーキンソン病薬（ドパミン製剤，MAO-B阻害薬，ドパミンアゴニスト，抗コリン薬），気管支拡張薬，インターフェロン，抗うつ薬（選択的セロトニン再取り込み阻害薬），中枢神経刺激薬などで起こります。これによる不眠や日中の眠気，うつ状態などは，服用薬剤を減量あるいは中止することで回復します[3]。

　睡眠ホルモン（メラトニン）と覚醒ホルモン（オレキシン）を調節する薬剤の登場で，睡眠障害の薬物治療は新しい局面を迎えています。ノンレム睡眠時に分泌されるメラトニンは，睡眠を誘導し免疫力を上げる作用があります。メラトニン受容体アゴニストのラメルテオンは，入眠障害や中途覚醒に有効です。一方，日中増加し夜間に減少するオレキシンは，ナルコレプシーの治療に用いられます。オレキシン受容体拮抗薬のスボレキサントは，中途覚醒，早朝覚醒に有効です。

🌱 不眠と漢方薬

　不眠を訴える人は「静かに目を閉じていれば，眠くなるはず」「布団に入って横になっているだけでも，体が休まる」といって寝室や布団に入っている時間が長くなり，「眠れない，眠れない」と思い悩み，かえって不眠を悪化させることがあります。一般に若年者の睡眠は，布団に入ってすぐ眠りにつくので睡眠効率は90％以上です。しかし，高齢者などはこれが80％以下に低下しています。質の高い睡眠を得るポイントは，①平日も休日も同じ時間に起床する，②昼寝をしない，③睡眠環境を整える——ことです。

　(1) 1日のサーカディアンリズムは，25時間といわれています。つまり，自然と毎日1時間ずつ起床時間がずれるわけです。寝坊はできますが，早起きには努力が必要です。睡眠ホルモン（メラトニン）は，起床後14時間から分泌が始まり，16時間後にピークとなり，そこから就寝時間を迎えます。朝起きる時間が遅くなると自然と夜に目が覚めてしまい，寝る時間が遅くなっていきます。早めに布団へ入っても寝られない，というのは朝起きる時間を決めることで改善できます。

　(2) 仕事をしている場合は，心と体を休めるために昼寝を1時間以内でとることを勧めています。しかし，昼寝の時間が長かったり，夕方近くに

なったりすると睡眠のリズムが崩れてしまい，夜の睡眠に影響してしまいます。

(3) 睡眠中枢は，眼の奥にあります。光刺激によって覚醒しますので，寝室はできるだけ暗くする必要があります。窓には遮光カーテンを使うとよいでしょう。音については，電車の中でも寝られるのと同様に慣れれば睡眠に影響はありません。また，寝る前にテレビを見たりスマートフォンを操作したりすると光刺激で覚醒中枢が刺激されて，眠れなくなりますので控えましょう。

漢方薬を選ぶポイント

睡眠にも関係する精神的ストレスについて，漢方医学の面から考えてみましょう。

まず，精神的ストレスを理解するために，ちょっとした頭の体操をしてみます。ある問題を解決しようと行動した結果，

A.「自分なりに頑張ったが，評価が低い」と感じる人と，

B.「それなりにやったが，不安だ」と感じる人がいらっしゃいます。

Aさんは，問題解決をいつも全力でやっているのに，自分は理解されていないと不満げな顔をしているように感じます。Bさんは，遠慮がちで控え目な性格なのでしょう，周りに受け入れてもらえているのか心配しています。AさんもBさんも同じ問題に対して，精神的ストレスを感じていますが，中身は違いますね。実際問題は，虹色のようにハッキリと線引きができないものです。傾向としてAさんに近い感情なのか，Bさんに近い感情なのかを見極めることが大切です（表1）。

Aさんは，漢方医学の「虚実」から「実」，Bさんは「虚」と考えます。交感神経と副交感神経のバランスから，「実」は交感神経優位，「虚」は副交感神経優位の状態です。交感神経優位のときは，**大柴胡湯，四逆散，柴胡加竜骨牡蛎湯**などを用います。副交感神経優位の場合は，**抑肝散加陳皮半夏，桂枝加竜骨牡蛎湯**などを用います（表2）。

「自分なりに頑張った」と考えているAさんの評価が悪かった場合，気持ちは怒りから苦しみに変わります。苦しいとき，いろいろと我慢して鬱屈した感情が芽生えます。この場合，漢方薬は，**加味逍遙散，黄連解毒湯**などを用います。また，「それなりにやったが，不安だ」と考えているBさんの評価が悪

表1：理論的判断と感情的判断，実証と虚証

実証		理論的判断　肝	感情的判断　肺
Positive thinking	性格	積極的・自立的・自己主張的	能動的・協調的・他者親和的
心	感情	わがまま，怒り	甘えん坊，悲しみ
	漢方薬	柴胡加竜骨牡蛎湯	加味逍遙散，半夏厚朴湯
Negative thinking	性格	受動的・追従的・自己中心的	消極的・感傷的・他者配慮的
腎	感情	人より物に執着，恐れ	物より人に執着，憂い
	漢方薬	抑肝散加陳皮半夏	柴胡桂枝乾姜湯，加味帰脾湯

虚証		理論的判断　肝	感情的判断　肺
Positive thinking	性格	積極的・自立的・自己主張的	能動的・協調的・他者親和的
心	感情	わがまま，怒り	甘えん坊，悲しみ
	漢方薬	黄連解毒湯	甘麦大棗湯
Negative thinking	性格	受動的・追従的・自己中心的	消極的・感傷的・他者配慮的
腎	感情	人より物に執着，恐れ	物より人に執着，憂い
	漢方薬	桂枝加竜骨牡蛎湯	香蘇散，補中益気湯

（喜多敏明：やさしい漢方理論, 医歯薬出版, 2001 を参考に作成）

表2：精神状態と性格

	抑うつ（気鬱）無気力（気虚）	不安（気鬱）緊張（気鬱・気逆）	興奮（気逆）焦燥・イライラ（血虚）	性格
加味帰脾湯	◎	△	△	打ち解ける
補中益気湯	◎	△	×	中間
香蘇散	◎	○	×	中間
半夏厚朴湯	○	○	×	打ち解ける
柴胡加竜骨牡蛎湯	○	◎	○	中間
桂枝加竜骨牡蛎湯	△	◎	△	打ち解けない
柴胡桂枝乾姜湯	△	○	△	打ち解けない
加味逍遙散	△	○	○	打ち解ける
抑肝散加陳皮半夏	△	○	◎	打ち解けない
酸棗仁湯	×	○	◎	―

（喜多敏明：精神症状に対する漢方治療；証の心理的側面を捉える. 日本東洋医学雑誌, 58（1）：34-39, 2007を参考に作成）

かった場合，気持ちは不安から悲しみに変わります。悲しいときは，自己否定や絶望など否定的な感情で押し流されてしまいます。この場合，漢方薬は，帰脾湯，加味帰脾湯，などを用います。

漢方薬の説明

「甘草（グリチルリチン酸）の量は同じでも，抑肝散より抑肝散加陳皮半夏のほうがグリチルリチン酸含有量が少ない」

　漢方薬の名前に「加」「合」の文字をみることがあります。「加」は生薬を追加する場合，「合」は漢方薬を組み合わせる場合です。例えば，葛根湯加川芎辛夷は，葛根湯に川芎と辛夷が加わっています。茯苓飲合半夏厚朴湯は，茯苓飲と半夏厚朴湯の組み合わせです（p.39 表 7 参照）。

　「加」は生薬単位で考えれば，生薬の薬理作用を追加しているといえます。その中で，抑肝散と抑肝散加陳皮半夏について，興味深いことがあります。それは，抑肝散に陳皮，半夏を加えると甘草に含まれるグリチルリチン酸が減少していることです。陳皮，半夏を加えても有効成分を抽出する溶液の pH は変化しません。原因は，①半夏の量が増えるほど，残渣に含まれるグリチルリチン酸の量が増加，②陳皮の量が増えるほど，残渣に含まれるグリチルリチン酸の量は不変だが漢方薬に含まれるグリチルリチン酸の量は減少——の 2 つです。抑肝散の副作用は，甘草（グリチルリチン酸）による低カリウム血症，むくみ，高血圧症など偽アルドステロン症状です。もし，抑肝散で副作用を認めた場合は，抑肝散加陳皮半夏へ変更することが選択肢となります[6]。

もう一歩踏み込んだアドバイス

14
不眠

エビデンスに基づいた漢方薬による認知症治療

　認知症は，65 歳以上の 15％に認められます[7]。認知症の主な原因疾患は，アルツハイマー型認知症（43.1％），血管性認知症（30.1％），レビー小体型認知症，前頭側頭型認知症（ピック病など）です。認知症の診断基準（DSM）で，「記憶障害，判断力の障害・計画や段取りを立てられない，意識障害なし」があることで「社会生活・対人関係に支障」「器質病変の存在・うつ病の否定」があるとき，認知症と診断されます[8]。

　また，認知症までは至っていないけれど，何らかの障害が認められる軽度認

知障害（MCI：Mild Cognitive Impairment）は 13％です。軽度認知障害の診断基準は，①記憶障害の訴えが本人または家族から認められている，②日常生活動作は正常，③全般的認知機能は正常，④年齢や教育レベルの影響のみでは説明できない記憶障害が存在する，⑤認知症ではない――となっています [9]。軽度認知障害は年間 10％が認知症になるといわれています [10]。

　認知症の治療は，すでに認知症になってしまったときに起こる症状を緩和することが目的で，決してアルツハイマー病や動脈硬化を治療するものではありません。

　認知症に用いられる**抑肝散**には，①対症療法（標治^{ひょうち}）と②根本治療（本治^{ほんち}）――の作用が期待できます [11]。

1）　対症療法（標治）

　興奮，易刺激性，攻撃性，幻覚，徘徊，うつ，および不安などの周辺症状（BPSD：Behavioral and psychological symptoms of dementia）は，約 80％以上の認知症で認められます。抑肝散は，興奮，易刺激性，攻撃性などのグルタミン酸神経系に関連する症状を緩和し，幻覚，徘徊，うつ，不安症状などセロトニン神経系に関連する症状を改善します（表 3）[12]。

表3：抑肝散，酸棗仁湯の薬理作用

漢方薬	作用系	主な薬理作用
抑肝散 よくかんさん	セロトニン 神経系	【5-HT$_{1A}$ 受容体】 ①パーシャルアゴニスト作用（受容体を部分的に刺激） ②アップレギュレーション作用（受容体数を増加） 　・神経細胞を抑制する。神経の興奮抑制により不安，焦燥， 　　幻覚などを抑制する 【5-HT$_{2A}$ 受容体】 ③ダウンレギュレーション作用（受容体数を減少） 　・神経細胞を興奮する。神経の興奮抑制により不安，焦燥， 　　幻覚などを抑制する
	グルタミン 酸神経系	④グルタミン酸放出抑制作用（細胞外液中のグルタミン酸濃度 　上昇を抑制する） ⑤グルタミン酸トランスポーター活性化作用（細胞内への取り 　込みを促進し細胞外液中のグルタミン酸濃度上昇を抑制する）
酸棗仁湯 さんそうにんとう	ドパミン 神経系	①細胞外の MAO 活性化によるドパミン代謝促進作用 ②ドパミン量の減少，D2 受容体への刺激低下 ③ GABA 遊離促進，GABA 受容体刺激促進

（岩崎克典・監：中枢神経に対する作用；抑肝散と酸棗仁湯の基礎. Science of Kampo medicine
漢方医学, 42（1）：24-26, 2018 を参考に作成）

2)　根本治療（本治）

　抑肝散は，神経細胞保護効果と神経栄養因子様効果を認め，神経変性疾患，精神神経疾患の治療薬として応用が期待できます。

参考文献

1) Suka M, et al：Persistent Insomnia is a Predictor of Hypertension in Japanese Male Workers. J Occup Health, 45 (6)：344-350, 2003
2) 布施克也, 他：糖尿病患者の睡眠障害について. 心身医学, 51 (9)：799-806, 2011
3) 三島和夫：高齢者の睡眠と睡眠障害. 保健医療科学, 64 (1)：27-32, 2015
4) 喜多敏明：やさしい漢方理論, 医歯薬出版, 2001
5) 喜多敏明：精神症状に対する漢方治療；証の心理的側面を捉える. 日本東洋医学雑誌, 58 (1)：34-39, 2007
6) 黒田明平：漢方薬の煎液およびエキス製剤の成分分析；カンゾウ配合漢方薬中のグリチルリチン酸量. 医療薬学, 43 (11)：619-629, 2017
7) 厚生労働省老健局高齢者支援課 認知症・虐待防止対策推進室：認知症施策の現状, 2014　https://www.mhlw.go.jp/file/05-Shingikai-11901000-Koyoukintoujidoukateikyoku-Soumuka/0000069443.pdf　〔2020年3月閲覧〕
8) American Psychiatric Association：Diagnostic and statistical manual of mental disorders, 4th ed text revision (DSM-IV-TR), 2000
9) Petersen RC, et al：Current Concepts in Mild Cognitive Impairment. Arch Neurol, 58 (12)：1985-1992, 2001
10) Bruscoli M, et al：Is MCI Really Just Early Dementia？ A Systematic Review of Conversion Studies. Int Psychogeriatr, 16 (2)：129-140, 2004
11) 漢方スクエア：抑肝散　https://www.kampo-s.jp/study/special/yokukansan/index.htm　〔2020年3月閲覧〕
12) 岩崎克典・監：中枢神経に対する作用；抑肝散と酸棗仁湯の基礎. Science of Kampo medicine 漢方医学, 42 (1)：24-26, 2018

14

不眠

漢方薬で，"がん"が治る？

　がんの三大治療の歴史は浅く，全身麻酔による外科治療は華岡清州が 1804 年に乳がん手術を成功させて以来，放射線治療はレントゲンがエックス線を発見した 1895 年の翌年から，化学療法は第二次世界大戦の終結以降です。

　毒ガスのナイトロジェンマスタードの研究から 1946 年頃に抗がん薬として使用されるようになりました。日本でも 1963 年に梅澤濱夫（1914 ～ 1986 年）がブレオマイシンを発見し，現在，がん化学療法に活躍しているビンブラスチン，フルオロウラシル，メトトレキサートなどは，1950 ～ 1960 年代に開発された薬です。

　では，漢方薬の原材料である生薬の歴史は，どうでしょうか。ローマ皇帝ネロの時代，ペダニウス・ディオスコリデスによって編纂された薬物誌『マテリア・メディカ』や，中国後漢の時代に編纂された『神農本草経』に，植物の薬理作用がまとめられています。人類の歴史の中で，植物に病気を治す力があることは，紀元前から知られていましたが，1806 年ドイツの薬剤師 フリードリヒ・ゼルチュルナーが植物の阿片から有効成分モルヒネを初めて単離し，薬理学が幕を開けます。

　「漢方薬でがんを治したい」というご相談を多くいただきます。たしかに，抗がん薬のタキソールは植物由来で，1964 年にタイヘイヨウイチイの樹皮から発見されましたので，植物から精製された成分が，がんを治すと言えます。しかし，他の薬品と同様に，タキソールも治療効果が得られる濃度で使用すれば，必ず副作用が発生します。がんを治す効果があるとうわさの白花蛇舌草と半枝蓮は，基礎研究でマウスの生存期間を 1.4 倍に延長しましたが，肝細胞癌の発生を全例に認めてしまう結果[1]となりました。つまり，良いとされるものを治療効果が得られる量で使用すると，副作用も同じように認めることになり，治療効果と副作用は「両刃の剣」の関係になるというわけです。

　では，「漢方薬でがんを治したい」という希望を叶えるためには，どうすればよいのでしょうか。それは，一つの生薬を大量に用いるのではなく，いくつかの生薬をバランスよく組み合わせることで，脳，心臓，肺，肝臓，膵臓，腎臓などさまざまな臓器の状態を調節し，がんに負けない体を維持することです。そして，科学的なアプローチに漢方医学を組み合わせ，論理的に漢方薬を用いることが重要です。

🌿 参考文献

1) 游雪秋, 他：半枝蓮と白花蛇舌草の癌細胞増殖抑制効果と自然発症肝腫瘍マウスの延命効果. 和漢医薬学雑誌, 17：165-169, 2000

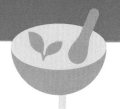

15 女性疾患

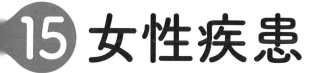

見逃してはいけない女性疾患

妊活 [1]

「子どもを持ちたい」と思ってもなかなか恵まれないカップルは，5 〜 10 組に 1 組と言われています。WHO（世界保健機関）も日本産婦人科学会も，子どもを授かろうと思ってから 1 年経って子どもに恵まれないとき，不妊症と定義しています。タイミングを計ったり，基礎体温を記録したり，夫婦で工夫していても，うまくいかないときは医療機関へ相談しましょう。

統計からみるとこの 30 年間で平均初婚年齢，第一子出産時平均年齢は，約 3.5 歳上昇しています（人口動態統計）。

○ 1980 年，平均初婚年齢 25.2 歳，第一子出産時平均年齢 26.4 歳

○ 2010 年，平均初婚年齢 28.8 歳，第一子出産時平均年齢 29.9 歳

女性の不妊症の原因は，月経周期が不順（月経周期が 24 日以内，あるいは 39 日以上），月経量の異常（極端に少ないか多い，2 日以内あるいは 8 日以上続く），月経時の症状（月経痛が強い，月経時の下痢，性交痛など），性感染症（クラミジア，淋病など），腹部手術の既往（骨盤腹膜炎，腸閉塞など），子宮筋腫や子宮内膜症などが考えられます。一方，男性の不妊症の原因は，小児期の鼠径ヘルニア手術，停留睾丸，おたふく風邪，糖尿病などが考えられます。

不妊治療には，タイミング法（排卵 2 日前から排卵日まで性交渉を行う），排卵誘発法（内服薬や注射で補う），人工授精（成熟精子を子宮内へ人工的に注入する），体外受精（体外で受精させた卵子を戻す）などの生殖補助医療があります。

生殖補助医療の治療成績は，2010 年に行った日本産婦人科学会の調査結果で 11.4%でした。内訳は，32 歳まで 16 〜 18%，その後は減少し，一つ歳をとると約 1%ずつ減少していきます。そして，40 歳で 7.7%，43 歳で 1.3%となります。男性も 25 歳未満と比較して 45 歳以上では，自然流産の確率が約 2

倍になります。

　生殖補助医療に漢方医学を取り入れることには，理由があります。さまざまな検査で異常がないとされても，漢方医学では，治療の"必要あり"と判断されることがあります。解剖学的異常の治療は漢方医学では困難である一方，機能的異常の治療は漢方医学の得意分野です。月経に関連する異常，月経前症候群（PMS：Premenstrual Syndorme），月経前不快気分障害（PMDD：Premenstrual Dysphoric Disorder），精神的ストレス，易疲労，睡眠障害，消化器障害，便通異常などを漢方医学で治療することで妊活を支えることができます（p.123「男性の妊活」参照）。

 ## 女性疾患と漢方薬

　本項では，女性疾患を取り上げていますが，女性と男性には罹患する病気に違いがあります[2]。

1）　病気の違い

　女性と男性は，解剖学的に構造が違います。子宮がん，卵巣がんなどは女性にしかない病気ですが，たとえ同じ病気であってもさまざまな違いがあります。例えば，乳がんは，女性：男性＝99：1です。鉄欠乏性貧血は月経の影響で女性に多く，骨粗鬆症，甲状腺疾患，自己免疫疾患も同様です。また，高血圧（3：2），高脂血症（2：1），認知症（2：1），白内障（2：1）も男性より女性に多く認められます。

2）　7年周期

　漢方医学では，人の一生をとらえて女性は7年ごと，男性は8年ごとに節目があるとする考え方があります（p.14 中内胚葉「気血水」参照）。女性は，年齢によって女性ホルモンの影響で体調が大きく変化します。例えば初潮から閉経までは，ホルモン周期で2週間ごとに体温が上下し体調も変わります。このような変化は男性にはありません。女性は体の変化に敏感で，肌の状態や体調の細かい変化を常に感じながら生活をしています。

　女性の病気は，年齢の上昇とともに女性ホルモンの分泌量が減少し，それに伴い発症する病気も変わっていきます（表1）[2]。

表1：エストロゲン欠乏に伴う疾患と病態

40～50歳	50～60歳	60～70歳	70歳～
月経異常 稀発月経，機能性出血			
自律神経失調症状（血管運動神経症状） 顔のほてり，のぼせ，異常発汗，めまい			
	精神神経症状 倦怠感，不眠，不安，憂うつ，記銘力低下		痴呆
	泌尿生殖器の萎縮症状 老人性膣炎，外陰部掻痒症，性交障害，尿失禁		
	高脂血症，心血管系疾患 動脈硬化，高血圧症，冠不全，脳卒中		
		骨量減少症，骨粗鬆症 腰痛，脊柱後湾，橈骨骨折，大腿骨頸部骨折	

（片井みゆき：女性のライフステージを考慮した健康づくり；女性専門外来の取り組みから（厚生労働省主催「女性の健康週間」イベント 2012）　https://www.mhlw.go.jp/bunya/kenkou/dl/woman02_shiryou_1.pdf）

🌱 漢方薬を選ぶポイント

　思春期の月経異常は，経過観察あるいはホルモン療法が行われます。ホルモン療法の副作用が強く漢方治療を希望される場合は，**当帰芍薬散，加味逍遙散，桂枝茯苓丸**を基本とした治療が行われます。

　妊活には，生殖補助医療と併用して，女性ホルモン受容体をもつ子宮・卵巣の機能改善に**当帰芍薬散，加味逍遙散，桂枝茯苓丸**を用います。また，脳下垂体ホルモンの機能改善に，**温経湯，芍薬甘草湯**を用います。

　更年期障害は，経過観察あるいはホルモン療法が行われます。ホルモン療法の副作用が強く漢方治療を希望される場合は，**当帰芍薬散，加味逍遙散，桂枝茯苓丸**を基本とした治療が行われます。

●当帰芍薬散，加味逍遙散，桂枝茯苓丸の使い分け（表2）[3]

　当帰芍薬散，加味逍遙散，桂枝茯苓丸をうまく使うためには，どうすればよいでしょうか。参考になるのが，漢方薬の名称にあります。名称の最後に「散」「丸」「湯」などがあり，それぞれに意味をもっています。「散」は，生薬を粉にして筆筒にしまっておき，症状があるとき内服していたのでしょう。保存期間は数日で油性成分が揮発してしまうと効果が半減します。「丸」は，生薬を粉にして蜂蜜で固めます。瓶などに保管して，時間があるときに内服していた

15
女性疾患

表2：当帰芍薬散，加味逍遙散，桂枝茯苓丸の比較

	当帰芍薬散 とう き しゃくやくさん	加味逍遙散 か み しょうようさん	桂枝茯苓丸 けい し ぶくりょうがん
構成生薬	当帰，川芎，芍薬，茯苓，白朮・蒼朮，沢瀉	柴胡，芍薬，当帰，茯苓，白朮・蒼朮，山梔子，牡丹皮，甘草，生姜，薄荷	桂皮，芍薬，桃仁，茯苓，牡丹皮
効能・効果	筋肉が一体に軟弱で疲労しやすく，腰脚の冷えやすいものの次の諸症：貧血，倦怠感，更年期障害（頭重，頭痛，めまい，肩こり等），月経不順，月経困難，不妊症，動悸，慢性腎炎，妊娠中の諸病（浮腫，習慣性流産，痔，腹痛），脚気，半身不随，心臓弁膜症	体質虚弱な婦人で肩がこり，疲れやすく，精神不安などの精神神経症状，ときに便秘の傾向のある次の諸症：冷え症，虚弱体質，月経不順，月経困難，更年期障害，血の道症	体格はしっかりしていて赤ら顔が多く，腹部は大体充実，下腹部に抵抗のあるものの次の諸症：子宮並びにその付属器の炎症，子宮内膜炎，月経不順，月経困難，帯下，更年期障害（頭痛，めまい，のぼせ，肩こり等），冷え症，腹膜炎，打撲症，痔疾患，睾丸炎
出典	『金匱要略』 1）婦人懐妊し，腹中痛する証。（『金匱要略』婦人妊娠病篇） 2）婦人，腹中諸疾痛の証。（婦人雑病篇）	『和剤局方』 血虚労倦，五心煩熱，肢体疼痛，頭目昏重，心忪頰赤，口燥咽乾，発熱盗汗，減食嗜臥，及び血熱相搏，月水調わず，臍腹脹痛，寒熱瘧の如くなるを治す。また室女血弱，陰虚して栄衛和せず，痰嗽潮熱，肌体羸痩，漸く骨蒸と成るを治す。（和剤局方，婦人諸疾門逍遙散条）（貧血倦怠，あちこちの熱感，身体疼痛，頭重めまい，頰赤くのぼせ，口のど乾き，発熱寝汗，食思不振で臥せがち，月経が不順，腹痛したりする，のぼせたり冷えたりを治す。また未婚の女子，婦人科の不調により体調わるく，痰あり，咳あり，やせ細り，次第に慢性の結核となるを治す。）	『金匱要略』 （出典の『金匱要略』の条文は要領を得ない内容なので方極を引用する） 経水変有り，或いは胎動き，拘攣上衝し，心下悸するものを治す。（『方極』）
六病位	太陰病	少陽病	少陽病
気血水	水毒，瘀血 おけつ	気滞，瘀血	瘀血

（秋葉哲生：活用自在の処方解説：広い応用をめざした漢方製剤の活用法, ライフサイエンス, 2009）

のでしょう。保存期間は1〜2週間で油性成分が揮発しにくいようにしてありますが，だんだんと効果は半減します。「湯」は，コトコトと煎じて内服します。保存は1〜2日です。

　当帰芍薬散は，四物湯（地黄，芍薬，川芎，当帰）と五苓散（沢瀉，猪苓，白朮・蒼朮，茯苓，桂皮）を組み合わせた漢方薬です。瘀血を調節し，利水作用（水分を調節する働き）があります。漢方医学では，水毒と瘀血に用いられます。

　加味逍遙散は，四物湯の芍薬，当帰，五苓散の白朮・蒼朮，茯苓，人参湯（人参，甘草，白朮・蒼朮，乾姜）が組み合わせてあります。精神的ストレスに効果がある柴胡，山梔子，薄荷が加わっています。芍薬，甘草（芍薬甘草湯）は腸管蠕動運動に作用し，瘀血に効果がある牡丹皮が加わっています。漢方医学では，気滞と瘀血に用いられます。

　逍遙散に山梔子と牡丹皮が加わった漢方薬が，加味逍遙散です。『漢和大辞典』（学習研究社）によると，逍遙とは，「①そろそろと歩きまわる。ぶらつく。②俗事を離れて気ままな生活を楽しむこと」とあります。逍遙散については，『和剤局方』婦人諸疾篇に「血虚（貧血）労倦（全身倦怠感），五心煩熱（体に熱があり），肢体疼痛（体が痛く），頭目昏重（頭が働かず眼がかすみ），心忪（胸騒ぎ）頬赤（頬が紅く），口燥咽乾（口，ノドが乾燥し），発熱盗汗（汗が出て），減食（食思不振）嗜臥（横になっている時間が長くなり），及び血熱相搏ち（気血水の血の異常と寒熱の熱が関連して），月水調わず（月経異常），臍腹脹痛（臍とお腹が張って痛み），寒熱瘧の如くなる（マラリアにかかったときのように寒気の後に発熱する）を治す。又室女（未婚女性）血弱（貧血），陰虚して栄衛和せず（全身状態が悪く），痰嗽（咳や痰があり）潮熱（熱が出たり下がったり），肌体羸痩（栄養状態が悪化し），漸く骨蒸と成る（結核になる）を治す」とあります。

　桂枝茯苓丸は，四物湯の芍薬，五苓散の茯苓に瘀血に効果がある桃仁，牡丹皮が加わっています。漢方医学では，瘀血に用いられます。

●瘀血とは

　瘀血とは，静脈血のうっ滞によって血液の流れに変化が起きた状態をいいます。瘀血は全身的，局所的に起こり，血の道症ともよばれます。自覚症状は不定愁訴と類似し，月経異常，便秘，頭痛，頭重，めまい，健忘，錯乱，のぼせ，手足の冷え，手足のほてり，出血傾向，腹部膨隆，皮膚の荒れ，性交痛，痔疾患などです。他覚症状は，皮膚の浅黒さ，口唇・舌・歯肉の暗赤色，口唇の乾燥，皮膚の細絡，舌下静脈怒張，眼輪着色などです。

　瘀血の治療は，四物湯が基本になります。四物湯は，地黄，芍薬，川芎，当

15
女性疾患

表3：瘀血に用いる漢方薬

	人参湯	五苓散	当帰芍薬散	加味逍遙散	桂枝茯苓丸	桂枝茯苓丸加薏苡仁	温経湯	四物湯
地黄								■3~5
芍薬			■4~16	■3	■4	■4	■2	■3~5
川芎			■3				■2	■3~5
当帰			■3~3.9	■3			■2~3	■3~5
白朮・蒼朮	■3	■3~4.5	■4~5	■3				
茯苓		■3~4.5	■4~5	■3	■4	■4		
沢瀉		■4~6	■4~12					
猪苓		■3~4.5						
桂皮		■2~3			■3~4	■3~4	■2	
牡丹皮				△2	△3~4	△3~4	△2	
桃仁					△4	△4		
生姜	▲乾姜2~3			▲1			▲1	
甘草	▲3			▲1.5~2			▲2	
人参	▲3						▲2	
阿膠							△2	
その他				柴胡3 山梔子2 薄荷葉1		薏苡仁10~20	麦門冬3~10 呉茱萸1~3 半夏3~5	

■：四物湯の配合生薬，■：五苓散の配合生薬

帰で構成されています（表3）。地黄は，血糖降下作用，強心作用，血圧上昇作用，利尿作用などがあります。芍薬は，抗炎症作用，鎮静作用，鎮痛作用，消化管蠕動亢進作用，血管拡張作用，抗アレルギー作用，抗ストレス潰瘍作用などがあります。川芎は，抗血栓作用，体温降下作用，鎮痛作用，中枢抑制作用，血管拡張作用，鎮痙作用などがあります。当帰は，鎮痛作用，血管透過性抑制作用，抗炎症作用，急性浮腫抑制作用，解熱作用，抗アセチルコリン作用，抗喘息作用，鎮痙作用などがあります[4]。

漢方薬の説明

　女性と男性は，遺伝子レベルでXXとXYと違い，女性は女性ホルモンに大きく影響を受けます。漢方医学において男性の治療と女性の治療は，同じ症状

でも適応する漢方薬が異なります。女性の漢方治療には，いくつかのポイントがあります。月経に関連する疾患（月経不順，月経前症候群，妊活，更年期症候群など）は，ホルモン療法が行われますが，女性ホルモン様作用をもつ漢方薬で治療が行われます。体質に関連する疾患（冷え症，易疲労など）は，西洋医学では治療が難しいため漢方治療が選択されます。乳腺，子宮，卵巣など臓器に関連する疾患（乳腺症，子宮筋腫，多嚢胞性卵胞，悪性腫瘍など）は，外科，産婦人科などで治療を行いますが，補助的に漢方薬が用いられます。思春期の月経不順や無月経，月経前症候群，排卵痛，月経痛，妊活，悪性疾患のホルモン療法，更年期症候群など，ホルモン療法の副作用を緩和する，あるいはホルモン療法の代用として漢方治療を行うことは，臨床の医療現場で大切です。

　女性を治療するときは，年齢に関係なく，①症状を改善（標治），②ホルモンバランスを調節（本治）を，③全身症状で評価します。

●月経困難症，月経不順，過多月経，月経痛，排卵痛

　思春期に月経周期が不規則，無月経など女性ホルモンが不安定なために生じている症状は，**当帰芍薬散，加味逍遙散，桂枝茯苓丸**など駆瘀血剤を基本に治療（標治と本治）を行います。多くの場合，3 カ月以内に症状の改善があります。排卵痛，月経痛，過多月経などの症状に対して，漢方治療（標治）を併用します。痛みに対しては，**芍薬甘草湯**などを頓服で用います。20 ～ 40 歳代で子宮内膜症に対するホルモン療法の副作用が強く，漢方治療を希望される場合も，同じように治療を行います。過多月経で子宮筋腫を伴っている場合に**桂枝茯苓丸加薏苡仁**などを用います。不正出血や過多月経は，漢方医学で止血作用があると考えられている**芎帰膠艾湯**などを併用します。

●月経前症候群（PMS），月経前不快気分障害（PMDD）

　PMS による頭痛，めまい，倦怠感，むくみなどは，当帰芍薬散，五苓散などを用います。PMDD で情緒不安定，抑うつ，不安，眠気，集中力の低下，睡眠障害，自律神経症状などの場合は，**加味逍遙散，女神散，抑肝散加陳皮半夏**などを用います。PMDD に便秘がある場合は，桂枝茯苓丸，桃核承気湯などを用います。

15
女性疾患

●妊活

　妊活は，タイミングを計っているか，体外受精や人工授精を行っているか，で治療法が変わります。妊活が長くなると肉体的にも精神的にも経済的にも，負担が大きくなります。ホルモン療法を行っていない場合は，**当帰芍薬散，加味逍遙散，桂枝茯苓丸，温経湯**など駆瘀血剤を基本に治療（本治）を行います。ホルモン療法を行っている場合は，**人参湯類**などの気剤，**二陳湯類**など利水剤（標治）を併用します。精神的負担があるとき，**柴胡剤**（標治）を加えます。

　妊活の漢方治療は，生薬の薬理作用で女性ホルモンの状態を整えることが目的ではなく，治療を受ける側（男性も女性も）の体調を整えることです。ざるにおいしい飲み物を入れてもこぼれてしまうように，どんなに有効な薬剤を用いても受け手の体調が整っていなければ，十分な治療効果を得ることができません。漢方医学で手助けをすることで，ざるの目を詰めて飲み物がこぼれないように，受け手の状態を整えることが大切です。

　以前，寺師睦宗先生（1923 ～ 2018 年）に妊活の治療法をご教授いただきました。「お腹に，漬物石が置かれている状態では駄目です」「お腹は，綿のようにフワフワにしましょう」とおっしゃいました。漢方医学の腹診でお腹が硬くなっているときは，筋肉の緊張に伴う硬さと腸管が硬く触れる場合があります。腹直筋など横紋筋と腸管の平滑筋の緊張を和らげるには，芍薬，甘草を含む漢方薬を用います。交感神経優位による筋肉の緊張には，柴胡などを含む漢方薬を用います。漢方医学で瘀血による硬さの場合は，駆瘀血剤を用います。便秘傾向による硬さがある場合は，大黄，芒硝などを含む承気湯類を用います。

●更年期症候群，ホットフラッシュなど

　更年期症候群でほてり，のぼせ，ホットフラッシュ，発汗などに，**加味逍遙散，桂枝茯苓丸**などを用います[5]。気分の落ち込み・意欲の低下・イライラ・情緒不安定・不眠などの精神症状には，**柴胡加竜骨牡蛎湯，抑肝散，甘麦大棗湯**などを用います。

　治療の評価は，全身症状で行います。食生活の状態と食欲に関連する症状，排便習慣と月経に関連する便の状態，睡眠習慣などで，全身状態の評価を行っていきます。

もう一歩踏み込んだアドバイス

　恩師 村田高明先生に 1994 ～ 2001 年の 7 年間師事させていただき漢方医学だけでなく産婦人科領域まで幅広く多くを学ばせていただきました。当時，慶應義塾大学病院漢方クリニックの外来には，全国から午前中だけで約 200 人の患者さんがお見えになっていました。村田先生の診察では，望診と問診の大切さを学びました。村田先生の治療については，これまで数百の実例で語られていた漢方医学を，1,000 例以上の症例経験から統計学的に説明する解説をご覧になれば，説得力のある理論体系をご理解いただけると思います（表4）[6]。「どうして，この薬を使うのか」という疑問より「この薬は，こんな病気の人に使われる」という結果の説明のほうが，わかりやすいと思います。

表4：同病異治

	1位	2位	3位
当帰四逆加呉茱萸生姜湯 2,998 例	冷え症　95.5% 2,684例	不妊症　11.1% 333例	卵巣機能不全　7.6% 230例
桂枝茯苓丸 1,832 例	冷え症　20.3% 373例	月経痛　19.2% 352例	下腹部痛　17.4% 320例
加味逍遙散 1,676 例	のぼせ　26% 436例	冷えのぼせ　21.8% 366例	イライラ　20.5% 344例
当帰芍薬散 1,598 例	不妊症　35.3% 565例	卵巣機能不全　28.7% 460例	冷え症　27.7% 459例
温経湯 1,244 例	卵巣機能不全　42.8% 533例	冷え症　36.4% 453例	不妊症　36.3% 452例

（村田高明：産婦人科疾患漢方治療マニュアル，現代出版プランニング，2000 より一部改変）

15
女性疾患

🌿 参考文献

1）日本生殖医学会：不妊症 Q & A　http://www.jsrm.or.jp/public/index.html 〔2020 年2 月閲覧〕
2）片井みゆき：女性のライフステージを考慮した健康づくり；女性専門外来の取り組みから（厚生労働省主催「女性の健康週間」イベント 2012）　https://www.mhlw.go.jp/bunya/kenkou/dl/woman02_shiryou_1.pdf
3）秋葉哲生：活用自在の処方解説；広い応用をめざした漢方製剤の活用法，ライフサイエンス，2009
4）菊島一仁：アレルギー性鼻炎をはじめとする鼻炎に対する東洋医学的アプローチ．MB ENT，229：44-58, 2019
5）日本産婦人科学会：産科・婦人科の病気；更年期症候群　http://www.jsog.or.jp/modules/diseases/index.php?content_id = 14 〔2020 年3 月閲覧〕
6）村田高明：産婦人科疾患漢方治療マニュアル，現代出版プランニング，2000

妊婦・授乳婦に禁忌の漢方薬，妊婦・授乳婦に用いられる漢方薬

妊婦に漢方薬は，大丈夫？

　漢方薬は，2,000年以上の間，人体実験を繰り返して安全性が確認されてきました。医学でいわれるエビデンスは，長くても数十年の使用経験と基礎研究の結果による安全性チェックですから，圧倒的に漢方薬が安全性において優位だということが理解していただけると思います。

　村田高明先生の調査によると，妊娠中の症状に漢方薬を使用した割合は78.7％でした。漢方薬の使用目的は疾患別で，感冒84.6％，妊娠中毒症61.5％，切迫流産46.1％，切迫早産46.1％，妊娠時不定愁訴26.9％，妊娠悪阻23％，妊娠貧血11.5％などでした。妊婦や授乳中の母親へ漢方薬を投与する場合，漢方医学の妊娠病の理論を踏まえて漢方薬を投与する必要があります[1]。妊婦に使用する漢方薬は，①安胎薬，②慎重投与する生薬，③禁忌となる生薬に分類されています[2),3)]。

　①安胎薬は，『金匱要略』の妊娠病篇に記載されている当帰散（当帰2〜3，黄芩2〜3，芍薬2〜3，川芎2〜3，白朮・蒼朮1〜1.5），白朮散（白朮4，川芎4，蜀椒3，牡蛎2），当帰芍薬散，膠艾湯（川芎2，阿膠2，甘草2，艾葉2，当帰3，芍薬4，乾地黄4）です[4]。安胎効果がある生薬は，人参，黄耆，艾葉，香附子，杜仲，白芍，冬虫夏草，白朮，黄芩，秦艽，陳皮，紫蘇葉，木香などです。漢方薬の70％以上に含まれている甘草の主成分であるグリチルリチン酸は，1週間に500mgを2.5日以上摂取すると，わずかですが早産の危険性があります[5]。医療用漢方製剤は，甘草1gがグリチルリチン酸40mgに換算しますので，グリチルリチン酸500mgは，甘草を12.5gとなります。

　②慎重に使う必要がある生薬は，乾姜，枳実，紅花，厚朴，牛膝，呉茱萸，五味子，酸棗仁，辛夷，大黄，桃仁，薄荷，半夏，附子，芒硝，牡丹皮，麻子仁，薏苡仁などです。大黄と芒硝には，子宮収縮作用がありますが，大黄に含まれるセンノシドは，妊娠2週から9カ月までの937例の妊婦へ投与した臨床報告で有効な緩下作用を認めましたが，妊娠への影響はありませんでした。しかし，早産の傾向がある場合や妊娠後期の出血を認める症例への使用は，注意が必要です[5]。

　③禁忌となる生薬は，一般用医薬品，医療用医薬品には含まれていませんので，安心して安全に服用できます。

妊婦へ薬剤を使用するときの注意点

　妊婦へ風邪薬や緩下剤などを使用する場合は，以下のポイントに注意が必要です[6]。①薬剤はできるかぎり1種類を必要量投与し，効果が得られたら中止する。②薬剤によって胎児に影響を及ぼす時期や内容は異なる。③男性側に投与された薬剤

は，催奇形性については胎児に影響しない。④器官形成期（妊娠 2 カ月）は，胎児は催奇形性という点でもっとも敏感になる。妊娠 3 ～ 4 カ月の期間は影響が少なくなる。⑤妊娠 5 カ月以降は胎児毒性が問題になる。⑥ほとんどの薬剤は単純拡散によって，胎盤をよく通過する。⑦母体血中濃度が上昇しないものほど胎児は安全である。⑧漢方薬では妊婦に慎重に投与するよう添付文書があるが，催奇形性を認めた報告もない。

妊婦の症状にあわせて漢方薬を選択する

　オーストラリアでは経験的に，妊婦に対し生姜，カモミール，ウコン（ターメリック），銀杏などの生薬が使用されています [5]。日本でも妊活で苦労して授かった赤ちゃんのために，妊娠中も漢方薬を活用したいという妊婦が多くいらっしゃいます。特に流産を経験された方や高齢出産の方など，何かできることはないか，という相談を受けます。そんな方へ安胎薬をお勧めしています。

　安胎薬とは，妊娠を安全に過ごすための漢方薬です。経験的に安全が担保されている安胎薬は，安全に安心して使用することができる漢方薬です。

　習慣性流産の経験がある妊婦には，柴胡剤を用います。なかでも柴苓湯は，小柴胡湯に五苓散を合わせた漢方薬で，習慣性流産の第一選択薬になります。

　妊娠中毒症には，利水作用のある漢方薬を用います。

　悪阻（つわり）の治療では，小半夏加茯苓湯を用います。小半夏加茯苓湯は，生姜（しょうが），半夏（芋），茯苓（きのこ）を組み合わせた漢方薬です。芋やきのこの臭いが飲みにくいとおっしゃる方には，生姜汁を加えると飲みやすくなります。

表：妊娠の諸症状に対する漢方治療

症状	漢方薬
切迫流産・早産	当帰芍薬散，芎帰膠艾湯，芍薬甘草湯
習慣性流産	柴苓湯，小柴胡湯，当帰芍薬散，柴胡桂枝湯
妊娠貧血	当帰芍薬散，芎帰膠艾湯，十全大補湯，帰脾湯，四君子湯
妊娠中毒症	当帰芍薬散，五苓散，柴苓湯，防已黄耆湯，釣藤散，七物降下湯
重症妊娠悪阻	小半夏加茯苓湯，半夏厚朴湯，六君子湯
感冒症候群	桂枝湯，香蘇散，参蘇飲，桔梗湯
咳嗽，喘息	麦門冬湯，麻杏甘石湯
アレルギー性鼻炎	小青竜湯，麻黄附子細辛湯，苓甘姜味辛夏仁湯
便秘	小建中湯，桂枝加芍薬大黄湯，麻子仁丸，潤腸湯
膀胱症状	当帰芍薬散，猪苓湯，五淋散，猪苓湯合四物湯
尿閉	補中益気湯，五苓散
痔疾患	乙字湯，補中益気湯
痔出血	芎帰膠艾湯，三黄瀉心湯
静脈瘤	当帰四逆加呉茱萸生姜湯
下腿・外陰浮腫	五苓散，当帰芍薬散
妊娠疹	温清飲，三黄瀉心湯，黄連解毒湯，温経湯
頭痛	釣藤散，呉茱萸湯，当帰芍薬散

15
女性疾患

のぼぜ・口渇	六味丸，白虎加人参湯，五積散，五苓散
不安感	半夏厚朴湯，当帰芍薬散，帰脾湯，四逆散，加味逍遙散，香蘇散
不眠	酸棗仁湯，帰脾湯，加味逍遙散，抑肝散加陳皮半夏
めまい	苓桂朮甘湯，当帰芍薬散，加味帰脾湯，七物降下湯，五苓散
腰痛	当帰芍薬散，苓姜朮甘湯，八味地黄丸，五積散
冷え症	当帰四逆加呉茱萸生姜湯，当帰芍薬散，苓姜朮甘湯，五積散
こむら返り	芍薬甘草湯，疎経活血湯，当帰四逆加呉茱萸生姜湯
遅延分娩	五積散，人参湯
マタニティブルー	加味逍遙散，香蘇散，半夏厚朴湯，四君子湯，女神散
子宮脱	補中益気湯
切迫早産の塩酸リトドリン治療の頻脈・心悸亢進	当帰芍薬散，木防已湯

授乳中に漢方治療は，大丈夫？

　お母さんが薬を服用すると，母乳へ薬の成分が含まれ，乳児に影響を与える心配があります。母乳移行性の問題は，「妊娠と薬情報センター」[7]に詳しく説明がありますので，参考にされるとよいでしょう。お母さんの健康と子どもの成長のバランスが大切で，母乳栄養への影響を知っておく必要があります。

　お母さんが薬を内服した場合，①薬剤の成分が一定以上母乳に分泌され，乳児に影響を与える，②蓄積性がある，③毒性が強い，④児の未熟性（新生児早期，早産児），⑤（腸からの）吸収率および生物学的利用率が高い，がポイントになります。

　授乳中に適さない薬は，アミオダロン（抗不整脈のアンカロン®など），コカイン（麻薬），ヨウ化ナトリウム（放射性ヨウ素）です。

　漢方薬が母乳へ移行する量はごくわずかで，赤ちゃんへの影響は，お母さんの体調や母乳を与えるタイミングによって結果が変化します。漢方薬に含まれる生薬も母乳へ移行することが知られています[8),9)]。臨床的に問題となるのは，麻黄のエフェドリンと大黄のセンノシドです。エフェドリンは，ごくわずかに母乳へ移行しますが，内服後4時間以上経過すれば安全ですので，麻黄を含む漢方薬を内服した場合は，4時間以上経過してから，母乳を与えるとよいでしょう。センノシドは，腸内細菌によりレインへ変換され，大腸粘膜を刺激して瀉下作用を発揮しますが，血中への移行は認められないため，赤ちゃんへの影響はありません[10)]。

🌿 参考文献

1）村田高明：Q7　妊産婦で注意しなければいけないことはありますか；漢方服薬指導Q&A
　https://www.kampo-s.jp/support/fukuyaku/qa/qa/007.htm〔2020年2月閲覧〕

2）村田高明：妊婦に対する漢方薬投与と注意点；漢方Q&A，日本医事新報社，pp22-25，1991

3）村田高明：処方的にみる妊婦の漢方治療上の諸注意．現代東洋医学，13（1）：11-17，1992

4）日本漢方協会・編：実用漢方処方集 改訂四版，じほう，2019

5）Mills S, et al：The Essential Guide to Herbal Safety. Elsevier Churchill Livingstone, 2005

6）東京産婦人科医会臨床メモ No. 1「妊婦への薬剤処方の考え方と実際」（'95, 9月刊）

7）国立成育医療研究センター：妊娠と薬情報センター. https://www.ncchd.go.jp/kusuri/〔2020年8月閲覧〕

8）佐藤芳昭, 他：乳汁うっ滞性乳腺炎に対する葛根湯の投与効果と母乳移行について. 産科と婦人科, 50（9）, 1722-1727, 1983

9）嶋田健次, 他：高速液体クロマトグラフィーによる母乳中のエフェドリンおよびグリチルリチンの同時定量. YAKUGAKU ZASSHI, 104（4）：347-350, 1984

10）Faber P, et al：Relevance of rhein excretion into breast milk. Pharmacology, 36（Suppl 1）：212-220, 1988

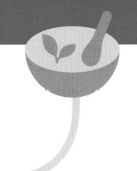

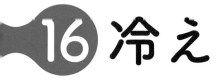16　冷え

 ## 見逃してはいけない冷え

　体温は，体の中でエネルギーを燃焼させて発生させています。体温で動物を恒温動物と変温動物に分類するように，生物の基本的な生命活動に関係します。体温の調節は，汗を蒸散させ熱を放散する発汗反応と皮膚血管を拡張させ非蒸散による熱の放散を行う皮膚血管拡張反応で行われています。体温が上昇することで熱中症になり，体温が低下することで低体温症になります。

　熱中症は，①熱疲労，②熱射病，③熱失神，④熱性けいれん——に分けられます[1]。

(1) 熱疲労：長時間暑い環境で運動をしたり作業をしたりすることで起こります。頭痛，めまい，倦怠感，吐き気，嘔吐，下痢，体熱感，寒気などさまざまな症状を認めます。体温の上昇は正常～軽度で，脈拍と呼吸数は上昇し，血圧は低下します。熱疲労には，脱水が原因の場合と塩分喪失による場合があります。脱水による熱疲労は比較的短時間で起こり，口渇が著明で症状が軽いことが多く，水分補給が必要です。塩分喪失による熱疲労は，数日間の経過で発症し口渇は軽度ですが，症状は強く塩分の補給が必要です。

(2) 熱射病：日射病ともよばれます。40℃以上の体温上昇，中枢神経障害（頭痛，めまい，吐き気，嘔吐，失神，混迷発作，昏睡など）播種性血管内血液凝固，肝機能障害，腎機能障害，ショックなど重篤な病態となります。救急対応が必要となります。

(3) 熱失神：体温調節のため皮膚血管拡張反応が起こり，血液還流量が減少し，心拍出量が低下することで起こります。症状は，顔面蒼白，意識喪失，全身脱力感，疲労，視覚障害，低血圧，皮膚温上昇，過呼吸などで，水分補給と安静が必要となります。

(4) 熱性けいれん：四肢や腹部の随意筋に 2 ～ 3 分続く有痛性のけいれん

を認めます。大量の発汗による塩分喪失が原因で，食塩水の補給が必要です。

　低体温症（表 1)[1] の原因は，温度，湿度，風力などの環境要因と，栄養状態，疲労度，体の保湿状態，衣服，寒冷に対する感受性などの個人的要因，年齢的要因，基礎疾患などさまざまです。低体温症は，体温の変化に伴い症状も変化します。

表 1：低体温の症状

体温（℃）	症状
37.6	正常直腸温
37	正常口腔温
36	熱産生の増大
35	低体温症，筋肉の振戦（ふるえ）最強
34	血圧・意識は良好
32	意識混濁，血圧低下〜測定困難，瞳孔散大（対抗反射清祥），心房細動出現
30	意識障害進行，呼吸数減少，脈拍触知困難，心室性不整脈多発，筋硬直進行
28	心室細動の危険性
27	対光反射喪失，深部腱反射消失，随意運動消失
25	呼吸停止の危険性，誘因なく心室細動出現
20	心停止
17	意識消失，脳の活動低下

（彼末一之・監：からだと温度の事典, 朝倉書店, 2010 より）

冷えと漢方薬

　冷え性と冷え症は，違います。寒がりでよく風邪をひく人や冬になると“しもやけ”ができる人など，寒さによって健康は冒されます。しかしながら同じ環境にいても風邪をひく人とひかない人がいたり，寒がりで厚着をしている人と汗をかいて暑がっている人がいます。このように暑さ寒さを感じる感覚は，人それぞれ異なります。人と比べて，寒く感じることを冷え性といいます。冷え性は，その人のフィーリングですので，他人からはわかりません。

　一方，冷え症は，冷える症状がある場合をいいます。冷え症は，冷えることをきっかけにいくつかの症状があります。例えば，

　A：冷えると（1）お腹が痛くなり（2）下痢をする。

　B：冷えると（1）肩が凝って（2）頭痛がする。

16
冷え

147

といった具合です。冷え症には大きく分けて，①手足末端が冷える，②上半身はのぼせるが下半身が冷える，③体の芯から冷える——の３つに分類できます。①手足末端が冷える場合は，血液の循環が悪いことが原因です。また，精神的ストレスが大きな場合にも手足末端が冷えます。②冷えてのぼせる場合は，更年期障害などホルモンバランスが悪いことが原因です。なかには皮下脂肪が多く筋肉が少ない場合にも起こります。③芯から冷える場合は，体力がなく筋力もないことが原因です。また，胃腸の働きが悪く体調が崩れている場合にも起こります[2]。

　冷え性も冷え症も，どの病院のどの診療科を受診すればよいのかわからないと思います。それは，大学の医学部では「冷え」について基礎医学の生理学で学ぶだけで，臨床医学では病気として扱われないからです。つまり，「冷え」は病気ではなく生理現象なので，検査方法も治療法もないため，「気のせい」「自律神経のせい」「女性ホルモンのせい」にされてしまいます。しかし，漢方医学では，体の大切な柱の一つとして「冷え」があり，「冷え」の有無で治療方針が変わります。

漢方薬を選ぶポイント

　冷え症には，当帰芍薬散，加味逍遙散，桂枝茯苓丸などの駆瘀血剤，生姜，乾姜を含む漢方薬，附子を含む漢方薬などが用いられます。

　当帰芍薬散，加味逍遙散，桂枝茯苓丸に共通して含まれる生薬は，芍薬と茯苓です。芍薬は，鎮痛・鎮痙作用，末梢血管拡張作用，抗炎症作用，ホルモンに対する作用，記憶学習能障害改善作用などがあります。茯苓は，利尿作用，血液凝固作用，抗炎症作用，プロゲステロン増加作用などがあります。当帰芍薬散，加味逍遙散に共通して含まれる当帰は，鎮痛作用，血管透過性抑制作用，抗炎症作用，急性浮腫抑制作用などがあります。加味逍遙散，桂枝茯苓丸に共通して含まれる牡丹皮は，血小板凝集抑制作用，抗炎症作用などがあります。

漢方薬の説明

　冷え症の治療に漢方薬を用いる場合，どんな生薬が含まれているかを考える必要があります。生薬の薬理作用のなかで，TRPV1 に作用する生薬に注

目しましょう。TRP チャネル（表 2）[3)~7)]とは，Transient Receptor Potential とよばれる温度に関連する受容体ファミリーです。TRPA（ankyrin），TRPC（canonical），TRPM（melastain），TRPV（vanilloid），TRPML（mucolipin），TRPP（polycystin）の 6 つのファミリーに分類されています。TRPV1 を刺激すると，温度センサーが働き 43℃以上に感じます。つまり，TRPV1 に作用する生薬を含む漢方薬を用いると，寒さが改善されます。漢方医学で，生薬の性質が「辛温」とされる，桂皮（methyl eugenol），麻黄（Ephedra Herb extract），細辛（Methyl eugenol），生姜（Gingerol），辛夷（Citral），蘇葉（Limonene），防風（Phenylpropanoid），荊芥（Menthone），羌活（Notopterol），白芷（Byak angelicin），藁本（Butylidenephthalide），葱白（Alicin），山椒（Hydroxy α sanshool），呉茱萸（Evodiamine），良姜（Cineol），茴香（Anethole），丁子（Eugenol），「辛，熱」とされる附子（Mesaconitine），乾姜（Shogaol）は，TRPV1 チャネルを刺激してくれます。TRPV1 を刺激することで，冷えを改善します。

表 2：温度感受性 TRP チャネルの性質と主な発現部位

	活性化温度閾値	発現部位	ほかの活性化刺激	関連疾患
TRPV1	43℃<	感覚神経・脳	カプサイシン（唐辛子）・酸・カンフル（樟脳）・アリシン（ニンニク）・脂質・2-APB・NO・バニロトキシン・レシニフェラトキシ・ピペリン（胡椒）・ジンゲロール（生姜）・ショウガオール（乾姜）・エボジアミン（呉茱萸）・麻黄・アリソールB（沢瀉）・アトラクチロジン（白朮）・バイカリン（黄芩）・コリダリン（延胡索）・ゲニポシド（山梔子）・ゲンチオピクロシド（竜胆）・ジンセノイド（人参）・グラブリジン（甘草）・ゴミシン（五味子）・ヒルスチン（釣藤鈎）・リグスチライド（当帰）・ペオニフロリン（芍薬）・サイコサポニン（柴胡）・センノシド（大黄）・バニリルアルコール（天麻）	直腸過敏症，炎症性腸疾患（IBD），過敏性腸症候群（IBS），機能的ディスペプシア（FD），食道炎，胃食道逆流症（GERD），炎症性膀胱痛，膀胱機能異常（過活動膀胱や神経因性膀胱），肺疾患（咳発作や気管支喘息）

（次頁へ続く）

16
冷え

	活性化温度閾値	発現部位	ほかの活性化刺激	関連疾患
TRPV2	52℃<	感覚神経・脳・脊髄・肺・肝臓・脾臓・大腸・膀胱上皮・筋肉・免疫細胞	機械刺激・成長因子・2-APB・プロペネシド・リゾリン脂質	消化管の弛緩異常に起因する疾患 筋萎縮 心筋症
TRPV3	32-39℃<	皮膚・感覚神経・脳・脊髄・胃・大腸	2-APB・サイモール（タイム）・メントール（薄荷）・オイゲノール（丁子）・カンフル（樟脳）・カルバクロール（オレガノ）・不飽和脂肪酸	結腸直腸がん，Olmsted症候群，温度感覚異常，発毛異常（マウス）
TRPV4	27-35℃<	皮膚・脳・膀胱上皮・腎臓・肺・内耳・血管内皮	低浸透圧刺激・GSK1016790・脂質・機械刺激・4α-PDD	短脊柱症，脊椎，骨幹端異形成症（SMD）Kozlowsk型，変容性骨異形成症，肩甲腓骨脊髄性筋萎縮症，遺伝性運動感覚性ニューロパチータイプIIC，膀胱機能異常，呼吸機能異常，皮膚乾燥症
TRPM4	Warm	心臓・肝臓など	カルシウム	糖尿病，自己免疫性脳脊髄炎，多発性硬化症，脊髄障害，肥満細胞の関わる免疫異常
TRPM5		味細胞,膵臓		耐糖能異常，味覚異常
TRPM2	36℃<	脳・膵臓・免疫細胞など	カルシウム・マグノロール（厚朴）・サイコサポニン（柴胡）	耐糖能異常，免疫異常，双極性障害，筋萎縮性側索硬化症様・パーキンソン病様神経疾患
TRPM8	<25-28℃	感覚神経・前立腺	メントール（薄荷）・イシリン・膜リン脂質・シネオール（ユーカリ）	温度感覚異常，痛覚異常
TRPA1	<17℃（？）	感覚神経・腸管エンテロクロマフィン細胞	アリルイソチオシアネート（ワサビ）・アリシン（ニンニク）・シナモアルデヒド（桂皮）・機械刺激？・2-APB・カルバクロール（オレガノ）・カルシウム・細胞内アルカリ化・H_2O_2・ペリラケトン（紫蘇）・マグノロール（厚朴）	冷刺激異痛症，家族性一過性疼痛症候群，炎症性疾患，呼吸器疾患

〔富永真琴：温度感受性TRPチャネル. Science of Kampo Medicine 漢方医学, 37（3）：164-175, 2013 を参考に作成〕

もう一歩踏み込んだアドバイス[2]

冷え症の改善は，生活習慣を見直すことが第一歩となります．衣食住を中心

に，冷えを改善しましょう。衣食住の「衣」は，衣服で身体を守ることで安全に安心して活動できるようにすることです。つまり適度に体を動かすことを心がけ，運動習慣を見直しましょう。「食」は，食材選び，調理方法，食事の仕方，食事の時間など食習慣を見直しましょう。「住」は，職場や自宅の生活環境だけでなく，リラックスして睡眠がとれるよう住宅環境も見直しましょう。

　運動の効用は，みなさんもご存じだと思います。運動の目安として厚生労働省が「1 日 8,000 歩」を提唱しました。わかりやすく達成しやすい目標として，多くの方が実践されています。私のクリニックへお見えになる方たちも自慢げに万歩計を見せてくれます。しかし，本当に 1 日 8,000 歩が運動になっているのでしょうか。私は患者さんへ「じんわり汗をかくように歩いてください」と説明しています。運動することで筋肉がエネルギーを燃焼し，熱を放散するために汗が出ます。つまり，歩くだけではエネルギー消費はわずかで運動する効果が少ないわけです。汗以外に，脈拍数で運動負荷をみる簡単な計算式があります。

　脈拍数 = 0.6 ×【(220 − 年齢) − 安静時脈拍数】+ 安静時脈拍数
　例　50 歳　安静時脈拍数　60 回 / 分の場合，
　　　0.6 ×【(220-50) − 60】+ 60 = 96 回 / 分

　一方，食事は，基本が大切です。三大栄養素をバランスよくとる（蛋白質：脂質：炭水化物 = 20 〜 30%：30%：40 〜 50%）ことです。食物繊維は，1日約 20g です。ビタミンなどの微量元素は補助的栄養素です。食物繊維は，腸内細菌によって加水分解され，酢酸，プロピオン散，酪酸などの短鎖脂肪酸になります。短鎖脂肪酸は，①大腸上皮細胞のエネルギーとなり，②短鎖脂肪酸受容体 GPR41 と短鎖脂肪酸受容体 GPR43 を刺激します[8]。①大腸粘膜の血流増加作用，腸上皮増殖促進作用，大腸粘液分泌作用など，腸内環境を改善します。② GPR41 の作用で交感神経活性が亢進し，エネルギー消費を高めます。GPR43 を活性化し脂肪細胞への過剰エネルギー貯蓄を抑制しエネルギー消費を高めます。つまり，食物繊維は，腸内細菌の働きを活性化し腸管免疫を高め，大腸の腸内環境を改善し，エネルギー消費を亢進します。

　睡眠は，1 日の 1/4 〜 1/3 を占めます。睡眠は，レム睡眠とノンレム睡眠に分類されます。レム睡眠は，Rapid Eye Movement の略で，寝返りを打ったり，寝言を言ったりする睡眠です。記憶を整理する作用や疑似体験をすることで考えをまとめる作用があります。ノンレム睡眠は，死んだように眠っている睡眠

16
冷え

です。脳の働きも体の働きも休息することでリセットする作用があります。睡眠の最初の3時間に，ノンレム睡眠の80〜90％が行われます。まさにナポレオンが短い睡眠で活躍できた理由です。ノンレム睡眠時にのみ，成長ホルモン，メラトニン，レニン，レプチンなどの分泌を亢進します。細胞再生作用がある成長ホルモンは，ノンレム睡眠時にしか分泌されません。免疫力亢進作用があるメラトニン，血圧低下作用のあるレニン，食欲抑制作用のあるレプチンもノンレム睡眠時に分泌されます。逆にノンレム睡眠をとらないと，インスリン感受性が低下し，食欲増加作用があるグレリン分泌が亢進します[9), 10)]。

　中枢神経系は，老廃物を除去するリンパ系をもたない独特の構造をもっています。ところが最近の研究で，脳にはリンパ系の代わりとなるグリア依存性血管周囲ネットワーク（グリンファティック システム Glymphatic system）があることがわかりました。脳脊髄液が，血管周囲の星状細胞にあるアクアポリン4を介して間質に入ります。このグリンファティック システムが働くことで，①アルツハイマー病と関連があると考えられているアミロイドβを除去，②認知症に関連する老廃物（高分子化合物）を除去，③脳実質内の覚醒時に増加する乳酸を除去──など脳の老廃物を除去してくれます[11), 12)]。この働きは，起きている時よりノンレム睡眠時で60％以上活性化されます。

🌿 **参考文献**

1）彼末一之・監：からだと温度の事典. 朝倉書店, 2010
2）今津美宏, 今津美幸：長生き朝ごはん；病気知らずの名医が食べている. ワニブックス, 2020
3）富永真琴：温度感受性TRPチャネル. Science of Kampo Medicine 漢方医学, 37（3）：164-175, 2013
4）小林義典：呉茱萸アルカロイド"エボジアミン"のTRPV1を介した生理活性. 日本薬理学雑誌, 146（3）：135-139, 2015
5）小林義典：麻黄及びエフェドリンアルカロイド除去麻黄エキス（EFE）の鎮痛作用と副作用. YAKUGAKU ZASSHI 137（2）：187-194, 2017
6）在間一将：シソから生まれる鎮痛薬. ファルマシア, 50（3）：246, 2014
7）友廣大輔, 他：坐骨神経の複合活動電位に対するカプサイシンとその類似物質の抑制作用. PAIN RESEARCH, 24（3）：159-167, 2009
8）木村郁夫：今日の話題；食と腸内細菌代謝産物を介した宿主エネルギー制御機構. 化学と生物, 53（4）：202-204, 2015
9）船戸弘正：ノンレム睡眠の生理的役割. 医学のあゆみ, 263（9）：728-732, 2017
10）粟生修司：ホメオスタシスと脳機能；摂食調節と脳. BME, 14（11）：21-28, 2000
11）澤田達男：循環器系の基礎と臨床；（1）中枢神経系の水分代謝. 東京女子医科大学雑誌, 87（1・2）：1-4, 2017
12）Glymphatic system, 医学のあゆみ, 第270巻, 第13号, 2019

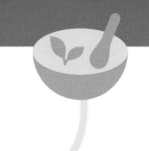

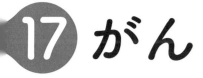 17 がん

見逃してはいけない " がん "

　誰しも " がん " と聞くと怖くなるでしょう。それはがんが，日本人の死亡原因の第一位だからです。日本人男性ががんになる確率は生涯で 62%，日本人女性は 47% です。がんで死亡する確率は，日本人男性で 25%，日本人女性で 16% です[1]。がんと診断されてからの生存率は，2006 〜 2008 年の 5 年相対生存率（診断後 5 年経過したときに生存している確率）は，男性 59.1%，女性 66.0% です。がんは助からない病気ではなく治る時代になっています。

　がんを治すためには，早期発見，早期治療が大切です。早期がんは，自覚症状が乏しいため，検査で見つけることが重要です。受けるべき検査も年齢や性別で変わりますので，日ごろから気兼ねなく相談できる医療機関をもつことが大切です。

　私は 30 年余りがん診療に携わってきた経験から，がんの本当の恐ろしさを知っています。定期的に検査をしていても，隙間をすり抜けてくる巧妙ながんの手口に何度も痛い思いをしています。がんを「治す」よりも「予防・早期発見する」ことの重要性をご理解ください。

がんと漢方薬

　2012 年の夏，北島政樹先生（1941 〜 2019 年，元慶應義塾大学医学部外科教授）に監修いただき『がん漢方』という書籍を編集しました。がんに携わる医師，薬剤師，看護師の皆さんに向けて，がん治療に漢方薬を活用するためのエビデンスを元にした解説書として世に送り出しました。

　がん診療に漢方薬を用いる場合，がん治療の妨げになる危険性がないことを確認できなければ使用することはできません。1995 年，小柴胡湯が肝細胞癌に有効であるという論文が発表されました[2]。当時の肝細胞癌治療は，外科的

切除術，肝動脈塞栓術などが主流でした。内服薬で肝細胞癌の発生を抑制できるという内容は衝撃的で，日本中の医師が小柴胡湯を使いました。その結果，小柴胡湯による肝細胞癌の治療は，治療効果よりも副作用の発生で幕を閉じることになりました。小柴胡湯の副作用と考えられる間質性肺炎による死亡例が日本中で発生したからです。この経験を踏まえ，『がん漢方』は明確なエビデンスに基づいた内容になっています。

　がん診療に漢方治療を用いる場合，最初に確認しておく必要があるのが，がん化学療法と漢方薬併用の問題点です。1970年代よりがん診療に漢方薬が取り入れられていますが，漢方薬を用いると「がん患者さんが元気になる」「がん化学療法の副作用が軽減できる」などさまざまな利点があげられています。しかし，がん患者さんが元気になるのであれば，一方で「がん細胞も一緒に元気になっていないか」「がん化学療法の効果を減弱していないか」，「がん化学療法の副作用を増大していないか」――などの疑問が生まれます[3]。

1）　漢方薬併用の効果
　　白金誘導体シスプラチン（CDDP）と10種類の漢方薬の併用を比較しました。Control はがん細胞のみで，CDDP を加えると 1.2g あったがん細胞が 0.3g 以下に減少します。つまり CDDP は，がん細胞を抑制する（小さくする）作用があります。また，がん細胞抑制作用をもつ CDDP に 10 種類の漢方薬をそれぞれ加えます。結果は，がん細胞を元気にしたり，CDDP

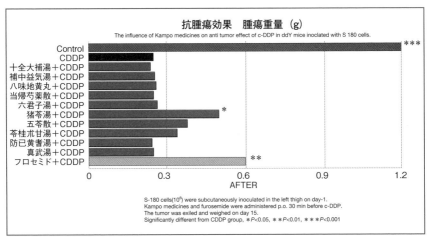

（Sugiyama K, et al：Protective effects of Kampo medicines against cis-diammine-dichloropratinum（Ⅱ）；induced nephrotoxicity and bone marrow toxicity in mice. 和漢医薬学会誌, 10：76-85, 1993）

図1：白金誘導体シスプラチンの抗腫瘍効果と漢方薬による抗腫瘍効果

の働きを邪魔する作用は認めませんでした（図1）。

2) 副作用の軽減

　　CDDP による代表的な副作用は，腎機能障害と骨髄抑制です。CDDP は，腎機能の指標である血清 BUN 値と血清クレアチニン値を悪化させますが，漢方薬を併用すると CDDP による腎機能障害が軽減されました（図2）。同じように，CDDP による骨髄抑制（白血球と血小板の減少）も軽減されました（図3）。

　　また，多くの臨床研究結果から，がん診療に漢方薬を併用しても治療効果の妨げにはならないことが報告されていますので，安心して安全に漢方薬をがん診療に用いることができます。

漢方薬を選ぶポイント

　　がん診療に漢方薬を活用するためには，漢方薬の体内動態を知る必要があります。漢方薬に含まれる成分は，粘膜から吸収され30分以内に作用する低分子量と，大腸で腸内細菌により加水分解され数時間後に作用する高分子量（p.69 表2参照）などさまざまです。

　　タキサン系抗がん薬や白金誘導体製剤の副作用軽減目的に用いられる牛車腎気丸（ごしゃじん
きがん）の体内動態は，2つの山があります（図4）。最初の山は内服後30分に，

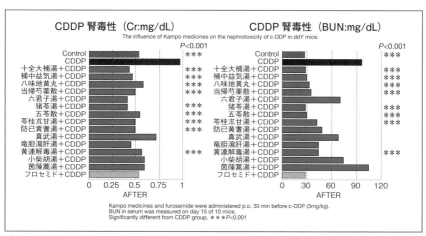

(Sugiyama K, et al：Protective effects of Kampo medicines against cis-diammine-dichlorapratinum（Ⅱ）；induced nephrotoxicity and bone marrow toxicity in mice. 和漢医薬学会誌, 10：76-85, 1993)

図2：白金誘導体シスプラチンの抗腫瘍効果と漢方薬による腎毒性

2つ目の山は内服後60分にピークがあります。どちらの作用も約4時間持続します[4]。したがって，タキサン系抗がん薬や白金誘導体製剤の副作用を軽減するためには，がん化学療法開始30〜60分前までに牛車腎気丸を内服し，開始後4〜6時間で追加内服する必要があります。漢方薬の内服するタイミングを知ることで，副作用を軽減できるようになります。

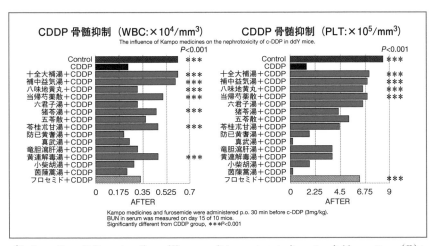

（Sugiyama K, et al：Protective effects of Kampo medicines against cis-diammine-dichloropratinum（Ⅱ）； induced nephrotoxicity and bone marrow toxicity in mice. 和漢医薬学会誌, 10：76-85, 1993）

図3：白金誘導体シスプラチンの抗腫瘍効果と漢方薬による骨髄抑制

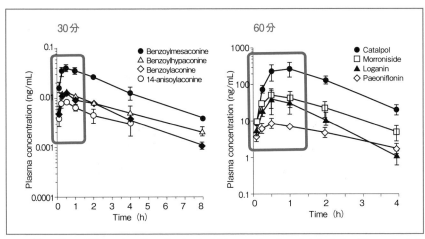

（Kono T, et al：Preventive effect of oral goshajinkigan on chronic oxaliplatin-induced hypoesthesia in rats. Sci Rep, 5：16078, 2015）

図4：牛車腎気丸の体内動態

漢方薬の説明

乳がん，卵巣がんなどに対するホルモン療法と漢方薬の併用は安全か？

　女性ホルモンに感受性のある乳がん，卵巣がんなどの治療にホルモン療法が用いられます。女性ホルモン感受性腫瘍に漢方薬を用いる場合，①漢方薬に女性ホルモン作用があるか，②漢方薬は血中女性ホルモン値に影響するか，③女性ホルモン受容体陽性乳がん細胞を増殖するか——という疑問が生じます[5]。

(1) 婦人科疾患に頻用される当帰芍薬散，加味逍遙散，桂枝茯苓丸を用いた実験結果です。卵巣を摘出すると女性ホルモンの分泌が減少します。それにより女性ホルモン受容体陽性正常臓器の子宮は萎縮し，子宮重量は減少します。この状態に女性ホルモン（Estradiol）および漢方薬をそれぞれ投与します。女性ホルモンを投与すると子宮重量は正常へ戻りますが，漢方薬の場合は萎縮したままです（図5）。

(2) 卵巣を摘出し，萎縮した子宮のマウスに女性ホルモンを投与します。すると子宮重量は正常へ戻りますが，漢方薬の場合は萎縮したままです（図6）。

(3) 女性ホルモン受容体陽性乳がん細胞へ女性ホルモンを投与すると乳がん細胞は増殖しますが，漢方薬の場合は増殖しません（図7）。

　以上の研究結果より，乳がん，卵巣がんなど女性ホルモン受容体陽性腫瘍細

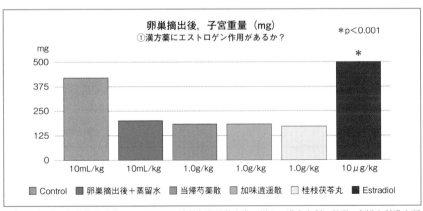

（寺脇潔, 他：卵巣摘出動物における CRF 誘発自発運動亢進に対する漢方方剤の効果；産婦人科漢方研究のあゆみ(21)：119-123, 2004）

図5：女性ホルモン受容体陽性正常臓器と漢方薬

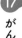

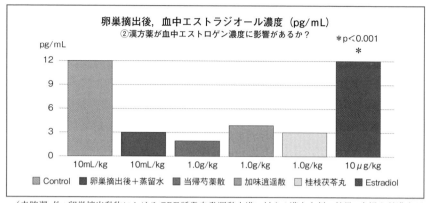

（寺脇潔, 他：卵巣摘出動物における CRF 誘発自発運動亢進に対する漢方方剤の効果；産婦人科漢方研
究のあゆみ（21）：119-123, 2004）

図 6 ：血中女性ホルモン値と漢方薬

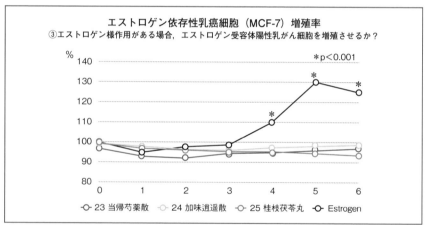

（寺脇潔, 他：卵巣摘出動物における CRF 誘発自発運動亢進に対する漢方方剤の効果；産婦人科漢方研
究のあゆみ（21）：119-123, 2004）

図 7 ：女性ホルモン受容体陽性乳がん細胞と漢方薬

胞のホルモン療法を行うとき，安全かつ安心して漢方薬で副作用を軽減するこ
とができます。

乳がん，卵巣がんなどに対するホルモン療法のどんな副作用を軽減できるか？

　乳がん，卵巣がんなどの治療に行うホルモン療法では，女性ホルモンを抑制
することで副作用として関節痛がみられます。関節痛を引き起こす乳がん治療
は，アロマターゼ阻害薬（5 〜 35％に認める），黄体ホルモン放出ホルモン・

アンタゴニスト，化学療法による卵巣機能障害に伴う関節症状，タキサン系抗がん薬（PXL3 週 1 回の治療で，40％に認める），外科手術（腋窩リンパ節郭清の後遺症など）です[6]。特にホルモン療法による関節痛は，アナストロゾール 36.5％，タモキシフェン 30.9％です[7]。119 例のアンケート調査結果からは，アロマターゼ阻害薬によるリウマチ様関節症状は，57％に"こわばり"，43％に"関節痛"を認めています。

　関節痛の作用機序は，低エストロゲン状態による軟骨代謝異常や軟骨滑液の粘性の変化と考えられています。好発症例は，以前にもホルモン補充療法を受けたことがある患者および肥満（BMI > 30）です。

　ホルモン療法による関節痛，神経痛には芍薬甘草湯，附子剤が用いられます。がん化学療法による筋肉痛や関節痛には芍薬甘草湯が用いられます。芍薬甘草湯は，筋肉の緊張（表 1）[8]と神経障害に対する作用（図 8）[9]があります。

表 1：芍薬甘草湯の筋痙攣（肝硬変に伴うもの）に対するプラセボ対照二重盲検群間比較試験

投与群	合計	有用度					Wilcoxon の順位和検定	有用率		Fisher の正確な検定
		極めて有用	有用	やや有用	どちらともいえない	好ましくない		「有用」以上	95％信頼区間	
芍薬甘草湯	49	8 16.3%	23 46.9%	6 12.2%	12 24.5%	0 0%	p＝0.009	31 63.3%	49.2〜77.3%	p＝0.011
Placebo	41	4 9.8%	10 24.4%	7 17.1%	20 48.4%	0 0%		14 34.1%	19.0〜49.3%	

（熊田卓, 他：TJ-68 ツムラ芍薬甘草湯の筋痙攣（肝硬変に伴うもの）に対するプラセボ対照二重盲検群間比較試験. 臨床医薬, 15（3）：499-523, 1999）

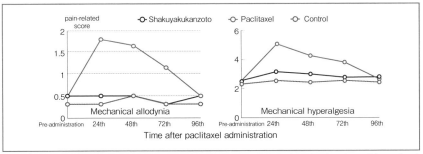

（Hidaka T, et al：Herbal medicine Shakuyaku-kanzo-to reduces paclitaxel-induced painful peripheral neuropathy in mice. Eur J Pain, 13（1）：22-27, 2009）

図 8：パクリタキセルによる神経障害と芍薬甘草湯の効果

🌱 もう一歩踏み込んだアドバイス

1. がん化学療法による末梢神経障害

　がん化学療法による末梢神経障害には，①軸索障害と，②神経細胞体障害があります（表2)[10]。①タキサン系薬剤などによる末梢神経障害は，神経細胞から伸びる軸索障害なので細胞自体は傷害されず可逆性です。②白金誘導体薬剤などによる末梢神経障害は，白金が細胞体に蓄積することで細胞自体が壊死に陥ることで発生するため不可逆性です。臨床的には，どちらのがん化学療法でも末梢神経障害による治療継続困難例や投薬の減量が必要となる例などがあります。がん化学療法を完遂することで十分な治療効果を得て，予後を改善させることが期待できます。末梢神経障害のコントロールが重要なポイントになります。

1) 軸索障害に対する漢方治療

　タキサン系薬剤は，TRPV4 発現を増強することで痛覚過敏を誘発します。**牛車腎気丸**は，TRPV4 発現を抑制し，神経節細胞の変性を防ぐことで痛覚過敏を軽減します[11]。**六君子湯**（りっくんしとう）は，タキサン系薬剤が脊髄で NF κ B を活性化するのを抑制し，痛覚過敏を軽減します[12]。

2) 神経細胞体障害に対する漢方治療

　白金誘導体オキザリプラチンによる痛覚過敏を**人参養栄湯**（にんじんようえいとう）に含まれる人参の ginsenoside Rg$_3$ が抑制します[13]。白金誘導体オキザリプラチンによる急性末梢神経障害と慢性末梢神経障害を**附子**（ぶし）が改善します[14]。

表2：軸索障害と神経細胞体障害

①軸索障害	②神経細胞体障害
神経細胞体は保持され，二次的に髄鞘が障害	脊髄後根神経節で神経細胞死
遠位逆行性軸索変性が多い	二次的に軸索，髄鞘が障害
可逆性，早期に薬剤を中止すれば改善	不可逆性，薬剤中止後も回復は困難
Glove and stocking 型の感覚障害，遠位優位の筋萎縮が起きる	感覚障害は四肢末梢，顔面や体幹の神経も障害
Paclitaxel, Vincristine, Colchicine, HMG-CoA, Reductase inhibitor, Thalidomide, Bortezomib	Cisplatin, Oxliplatin

（荒川和彦, 他：抗がん剤による末梢神経障害の特徴とその作用機序. Jpn J Palliat Care Sci, 4 (1)：1-13, 2011)

2.　がん化学療法による末梢神経障害に対するプロトコール

　がん化学療法によって末梢神経障害が予想される症例に，牛車腎気丸と附子を用いて治療を行います。簡単なプロトコールですので，活用ください（表 3）。

ポイント 1

　プロトコール A は，化学療法当日に行う投与法です。

　プロトコール B は，化学療法前から行います。

　牛車腎気丸，人参養栄湯，六君子湯に含まれる成分は，分子量が小さく粘膜吸収される成分，糖鎖を腸内細菌によって分解されるアグリコンなどがあります。体内動態から，投与後 30 分で血中濃度が上昇する成分だけでないことがわかります。腸内細菌をプレコンディショニングするためには，治療開始前からの投与が必要となります。

　化学療法当日は，プロトコール A と B を併用することになります。

ポイント 2

　牛車腎気丸，六君子湯，人参養栄湯をがん化学療法による末梢神経障害の治療に用いるには，カギとなる生薬を知っておく必要があります。これまでの研究から，牛車腎気丸のカギとなる成分は附子，六君子湯，人参養栄湯のカギとなる成分は紅参と考えられます。このことから，附子を含む漢方薬と紅参を含む漢方薬の併用は可能です。

ポイント 3

　附子を投与する際に注意するポイントは，個体ごとに異なる感受性の差を把握することです。初期投与では問題がない場合でも，附子の投与量が増量された場合にモニタリング時に認めなかった症状が現れることがあります。また，投与量が 1 日 6g を超える場合には，肝機能障害に注意する必要があります。経験的に附子による肝機能障害は，発生率 3%未満です（p.177 参照）。

表 3：がん化学療法による末梢神経障害に対するプロトコール

プロトコール A：化学療法当日
牛車腎気丸エキス顆粒 2.5g（1 包）＋附子 0.5g
①点滴開始 30 分前までに内服
②点滴開始 4 時間後に内服
プロトコール B：化学療法前日から化学療法終了後 4 週間
牛車腎気丸エキス顆粒 2.5g（1 包）＋附子 1 日 3 回空腹時内服

注 1：有効成分はアルカロイドのため，胃内 pH を調節すること
注 2：食物残渣と胃内で混和されると，作用が軽減することに注意する
注 3：附子を 1 回 0.5g 単位で増量する

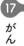

17
がん

ポイント4

　附子を使う場合には，以下の点に注意する必要があります。

　（1）副作用：漢方薬以外の薬剤でも経験する薬剤性アレルギーは，確認が必
　　　要です。発生頻度は，他の薬剤と同様で5％未満です。

　（2）アドヒアランス：食前あるいは食間投与となっている漢方薬は，胃内環
　　　境によって吸収率が変わります。漢方薬内服後すぐに飲食をすると吸
　　　収率が低下し，十分な治療効果を得られません。食前であれば10 〜 20
　　　分前，食後であれば90分以上後に内服を促します。

3.　がんと栄養

●がん関連性低栄養とがん誘発性低栄養

　「がんになると痩せる」というイメージがありますが，本当でしょうか？

　がん患者の低栄養，体重減少は，がん関連性低栄養とがん誘発性低栄養のこ
とを意味します[15]。がん関連性低栄養とは，栄養摂取量の低下，集学的治療
に伴う経口摂取量の低下や口内炎，ドライマウス，嘔気，嘔吐，下痢などに起
因する低栄養です。がん誘発性低栄養とは，がんそのものの症状，嚥下障害，
消化管通過障害，下痢，腹痛，がん性疼痛，抑うつ状態などによる栄養障害で
す（**表4**）[16]。

●がん誘発性低栄養

　がん誘発性低栄養とは栄養維持機構の破綻をいい，がん特有の代謝障害が栄
養障害により，担癌生体全体に影響を及ぼす状態です。三大栄養素である①蛋
白質，②脂質，③炭水化物――が，担癌状態になり代謝が変わることで引き
起こされます。

　（1）蛋白質は，蛋白代謝回転率の上昇と炎症性サイトカインが筋蛋白合成を
　　　抑制と筋細胞異化亢進によるサルコペニアとなります。

　（2）脂質は，炎症性サイトカイン（TNF-α）が脂質合成抑制と脂肪分解亢
　　　進（外因性脂肪酸分解抑制と内因性脂肪酸分解亢進）による血漿脂肪酸
　　　上昇します。

　（3）炭水化物は，肝の乳酸菌由来の糖新生亢進，骨格筋由来アミノ酸・脂肪
　　　組織由来脂肪酸の糖新生亢進とインスリン産生抑制と抵抗性の増大によ
　　　る高血糖状態となります。また，クレブス回路の阻害とColiサイクル
　　　の活性化で，グルコースが乳酸となるため，高血糖と高乳酸血症が生じ

表4：がんの存在によって引き起こされる代謝・栄養障害とその機序

	代謝・栄養障害	機序
がんそのものの症状	①管腔臓器・器官の圧迫・閉塞	・消化管の通過障害（食道癌，胃癌，大腸癌など）→嚥下障害，嘔吐，イレウス→低栄養，脱水 ・膵液・胆汁の通過障害（膵癌，胆管癌など）→閉塞性黄疸，閉塞性膵炎→栄養吸収障害
	②周辺臓器や組織，器官への浸潤・破壊	・消化管出血（食道癌，胃癌，大腸癌など）→下血，吐血→貧血状態 ・消化管内腔への体蛋白の喪失（食道癌，胃癌，大腸癌など）→低蛋白血症 ・病的交通（瘻）の形成（食道癌，胃癌，大腸癌など）→消化管瘻孔→栄養吸収障害
	③播種性転移の形成	・胸水・腹水貯留→経口摂取量の減少→低栄養
	④遠隔転移巣の形成	転移臓器の組織圧迫，破壊，置換→臓器機能障害
抗腫瘍療法の副作用		口内炎，ドライマウス，嘔気，嘔吐，下痢など

（丸山道生：癌と臨床栄養 第2版, 医事新報社, 2016 を参考に作成）

ます。食作用の低下に伴う易感染性の亢進[17)]が起きます。

●がん悪液質（Cancer Cachexia）

　たしかにがん誘発性低栄養の状態になれば，「がんになると痩せる」わけです。しかし，最初からがん悪液質にはなりません（**表5**）[18)]。がんの進行とともに，前がん悪液質（pre-cachexia），がん悪液質（cachexia），不可逆的がん悪液質（refractory cachexia）と順を追うことになります。前がん悪液質では，体重減少はみられませんので「がんになると痩せる」ことはありません。がん悪液質では，徐々に体重減少を認め，不可逆的がん悪液質で「がんになると痩せる」となります。

4. がんの栄養状態を評価する方法

栄養状態を評価する方法で最も重要なのが体重の変化です（表6）。補助的に血清蛋白質（表7）や総リンパ球数（表8）などを用います[19]。

5. 前がん悪液質の栄養管理（表9）

がんと診断されたとき，メディアに流されている情報から，野菜ジュースを飲んだりサプリメントを買ったりすることがあります。体重減少を認めるがん

表5：がん悪液質

pre-cachexia 前がん悪液質	cachexia がん悪液質	refractory cachexia 不可逆的がん悪液質
正常	担癌状態	終末期
体重減少＜5%（6カ月） 食欲不振と代謝変化	体重減少＞5%（6カ月） BMI＜20 and 体重減少＞2% サルコペニア and 体重減少＞2% 食事摂取減少，全身の炎症反応	がん悪液質の悪化 異化亢進，化学療法無効 PSの低下 3カ月以下の予後

BMI（Body Mass Index＝【体重 kg】／【身長 m】^{2}）
PS：Performance Status
（Kenneth F, et al：Definition and classification of cancer cachexia：an international consensus. Lancet Oncol, 12（5）：489-495, 2011 を一部改変）

表6：体重減少

期間	1週間	1カ月	3カ月	6カ月
有意な減少率	1～2%	5%	7.5%	10%
高度な減少率	2%以上	5%以上	7.5%以上	10%以上

表7：血清蛋白質

血清蛋白質	血中半減期	正常	軽度低栄養	中等度低栄養	高度低栄養
アルブミン (g/dL)	17～23 days	≧3.5	3.1～3.4	2.1～3.0	≦2.0
プレアルブミン (mg/dL)	2～3 days	16～40	11～15	6～10	≦5
トランスフェリン (mg/dL)	7～10 days	201～400	151～200	101～150	≦100
レチノール (mg/dL)	12 hrs	2.7～7.6			

表8：総リンパ球数

	正常	軽度低栄養	中等度低栄養	高度低栄養
TLC	1,500～4,000	1,200～1,500	800～1,200	＜800

悪液質や不可逆的がん悪液質になるとがん誘発性低栄養による代謝異常が起きるため，栄養管理が必要となります。しかし，前がん悪液質の状態では，代謝異常は認めず正常の状態ですので基本に則った栄養指導が重要です。子どもか

表 9：前がん悪液質の栄養管理

1.　基本に則った栄養指導を行う
例「肉は体に悪い」「野菜中心の食事」「知人に勧められたサプリメント」
2.　治療（外科治療，薬物治療，放射線治療）に対応した栄養管理を行う
①外科治療は，周術期管理として栄養指導を行う
術前栄養管理：術前 7 〜 14 日前に栄養補給を行うと，術後の合併症を減少させる[20]
術後栄養管理：術後経腸栄養を行うと，術後感染症の発生率を減少し入院期間を短縮[21]
②薬物治療は，副作用に対応した栄養指導を行う
栄養状態の改善が，免疫状態の向上，筋力維持，合併症抑制，生存率上昇[22]
栄養不良ラットの血中メトトレキサート濃度は，上昇しリアランスは低下[23]
③放射線治療は，副作用に対応した栄養指導を行う
経腸栄養を受けた患者は，血液検査結果の異常や消化管のトラブルが減少
3.　メンタルケア，運動療法など総合的な視点で栄養指導を行う
1 日に必要なエネルギー量（BEE）は，簡易法（体重 kg × 25 〜 30）[24]か Harris-Benedict の式（表 10）[25]を用いて計算します。

表 10：Harris-Benedict の式（kcal ／日）を用いた計算方法

Harris-Benedict の式（kcal ／日）
男性［66.47 ＋ 13.75 ×体重（kg）＋ 5.0 ×身長（cm）− 6.76 ×年齢（年）］
女性［655.1 ＋ 9.56 ×体重（kg）＋ 1.85 ×身長（cm）− 4.68 ×年齢（年）］
活動係数とストレス係数を用いて，補正する必要がある
BEE ＝ Harris-Benedict ×活動係数×ストレス係数
活動係数
寝たきり：1.0　歩行可：1.2　労働：1.4 〜 1.8
ストレス係数
術後 3 日間　軽　度：1.2 →胆嚢・総胆管切除，乳房切除
中等度：1.4 →胃亜全摘，大腸切除
高　度：1.6 →胃全摘，胆管切除
超高度：1.8 →膵頭十二指腸切除，肝切除，食道切除
臓器障害　→ 1.2 ＋ 1 臓器につき 0.2 ずつ up（4 臓器以上は 2.0）
熱　　傷　→熱傷範囲 10% 毎に 0.2 ずつ up（Max は 2.0）
体　　温　→ 1.0℃上昇→ 0.2 ずつ up（37℃：1.2，38℃：1.4，39℃：1.6，40℃以上：1.8）
術後（合併症なし）1.0 〜 1.1，長管骨骨折 1.15 〜 1.3，癌 1.1 〜 1.3，腹膜炎・敗血症 1.1 〜 1.3，重症感染症・多発外傷 1.2 〜 1.4，多臓器不全 1.2 〜 1.4，熱傷 1.2 〜 2.0 あるいは，BEE 近似値＋%熱傷体表面積

17
がん

らお年寄りまで，男性も女性も，基礎疾患をもっている場合ももっていない場合でも栄養の基本は共通です。がんには肉が悪い，油が悪い，など風評に惑わされないようにしましょう。もし免疫力が低下している状態と考えるならば，免疫力を上げる栄養管理をする必要があります。免疫力を上げる栄養管理は，すべての人に共通で，特別な方法は不要です。

　三大栄養素の①蛋白質（1g＝4kcal）は，1日に必要なエネルギー量の20〜30％，体重当たり0.8〜1.0g/kg/dayとして，症状に応じて1.0〜2.0g/kg/dayまで増量します。蛋白質は分解されるとアミノ酸になりますので，肝機能障害や腎機能障害がある場合は，投与量に注意する必要があります。②脂質（1g＝9kcal）は，1日に必要なエネルギー量の30％，血糖管理やCO_2産生抑制では，体重当たり1〜1.5g/kg/dayと増量します。③炭水化物（1g＝4kcal）は，1日に必要なエネルギー量の40〜50％，経静脈栄養でブドウ糖として，時間当たり5mg/kg/min以下で投与します[26), 27)]。

6.　がん悪液質の栄養管理

　がん悪液質とは，「通常の栄養療法で改善することは困難な，著しい筋肉量の減少がみられ，進行性に機能障害をもたらす複合的な栄養不良の症候群で，病態生理学的には，栄養摂取量の減少と代謝異常によってもたらされる蛋白およびエネルギーの喪失状態である」[28)]と定義されています。つまり，どうしてがんになると栄養状態が変化するのか詳細はわかっていませんが，三大栄養素の代謝が変化することで栄養管理が必要な状態になるといえます。

　栄養状態の低下により体の状態が変化するときは，サルコペニアとサルコペニア肥満を知っておく必要があります。サルコペニアは，加齢に伴って生じる筋肉量および筋力の低下[29)]をいいます。人間の筋肉量は，40歳ごろから徐々に減少していき，高齢になると運動負荷を加えていても減少傾向があります。筋肉量が減少すると体力の低下と体重の減少を来します。

　一方，サルコペニア肥満は，がんに伴って生じる筋肉量および筋力の低下と脂肪量の増加[30)]をいいます。見た目は太っていても，がん悪液質になると筋肉量の減少率が大きくなるため，体重の減少がないにもかかわらずサルコペニアの状態となります。栄養評価をするときに，体重だけに目を向けているとサルコペニア肥満を見落とすことがありますので，注意が必要になります。

　がん悪液質の1日に必要なエネルギー量は，一つの報告ではがん患者の25％で安静時エネルギー消費量（REE：resting energy expenditure）が10％

上昇，もう一方では 10％減少 [31]という報告があり，がん患者の REE は個人差が大きく，特定しづらく [32]，一定していません。がん悪液質の栄養評価を行う場合は，Glasgow Prognostic Score（表 11）が用いられます [33]。担癌状態は，炎症により Interleukin-6 が上昇します。すると急性相蛋白（APP：Acute Phase Protein）が上昇します。急性相蛋白の positive protein の代表が CRP（C-reactive protein）で，negative protein の代表が Albumin です。CRP と Albumin の 2 つの指標で，がん悪液質を評価することができます。

　がん悪液質の栄養管理の基本は，腸管を使った栄養補給です。経口摂取は，咀嚼困難な場合は 5 分粥，嚥下困難な場合は 3 分粥となります。経腸栄養は，栄養剤をうまく活用することで，栄養管理ができます。成分栄養剤，消化態栄養剤，半消化態栄養剤などをうまく活用しましょう（表 12）[34]。

7.　不可逆的がん悪液質

　がんの進行に伴い，栄養状態が悪化しさまざまな治療が困難となっている状態です。積極的な治療よりも緩和ケアを中心とした栄養管理となります（表 13）[35]。

表 11：Glasgow Prognostic Score

CRP	ALB	GPS	評価
< 10 mg/L	>3.5 g/dL	0	Normal
< 10 mg/L	<3.5 g/dL	0	がん関連性低栄養
> 10 mg/L	>3.5 g/dL	1	前がん悪液質
> 10 mg/L	<3.5 g/dL	2	がん誘発性低栄養

（Donald C M：The systemic inflammation-based Glasgow Prognostic Score：a decade of experience in patients with cancer. Cancer Treat Rev, 39（5）：534-540, 2013）

表 12：栄養剤

		成分栄養剤	消化態栄養剤	半消化態栄養剤
組成	窒素源	アミノ酸	アミノ酸・ペプチド	蛋白質
	脂質	極めて少ない	25%	20%〜30%
	糖質	デキストリン	デキストリン	デキストリン
繊維成分		―	―	±
味・香		不良	不良	比較的良好
消化		一部不要	一部不要	必要
残渣		極めて少ない	極めて少ない	あり
浸透圧		高い	高い	比較的少ない

（2001-2011 PEG Doctors network を一部改変）

17
がん

表 13：不可逆的がん悪液質 Refractory Cachexia に対する輸液栄養管理

経口摂取が可能な場合
自由な摂取：好きなときに，好きなものを好きなだけ
経口摂取が不可能な場合
補液栄養管理：本人や家族の希望を尊重
水分投与量：15 〜 25 mL/kg/day
必要エネルギー量：5 〜 15 kcal/kg/day
投与エネルギー：糖質が中心
ビタミン，微量元素：必要に応じて投与

（東口高志・編：NST 完全ガイド；栄養療法の基礎と実践，pp276-277, 照林社, 2005）

8.　がん悪液質の漢方医学による栄養管理

　漢方医学において，前がん悪液質は，栄養状態に異常は認めないものの，正常な状態ではない「未病」と診断します。がん悪液質，および不可逆的がん悪液質は，病態にあわせて治療を行います。がん関連性低栄養としてがんそのものの症状は，外科治療，薬物療法，放射線治療の三大治療に伴う補助療法となります。がん誘発性低栄養は，病態に合わせて治療を行います。

　栄養管理に漢方薬では，**六君子湯，補中益気湯，十全大補湯，人参養栄湯**など人参湯類を用います。

　六君子湯は，食欲増進作用と全身状態の改善に効果があります。がん患者に対する白金誘導体シスプラチン投与による食思不振を改善します。そのメカニズムは，①末梢組織で唯一の食思増進ペプチドホルモンであるグレリンの血中濃度を増加させる，②グレリンの増加作用は，陳皮および甘草に含まれるヘスペリジンなどのフラボノイドが作用しグレリン分泌増強，およびグレリンが結合するグレリン受容体の活性を上昇する，③白朮・蒼朮に含まれるアトラクチロジンがグレリンシグナルを増強する，④生姜に含まれるジンゲロールなどが血中でのグレリン分解を抑え，活性化体であるアシルグレリンの血中濃度を延長する——です[37]。

　六君子湯がグレリンシグナル伝達を増強して，サーチュイン1（長寿遺伝子）を活性化します。実験では，3種類の異なる遺伝子をもつヒト老化マウスモデルの生存を延長しました[38]。六君子湯の投与により，マウスの心筋の石灰化，骨格筋萎縮（サルコペニア），学習，記憶障害が改善することから，全身状態を改善する効果があると考えられます（**表 14**）。

　一方，**補中益気湯，十全大補湯，人参養栄湯**は，免疫力を上げることで全

身状態を改善します。参耆剤（p.80 参照）の補中益気湯，十全大補湯，人参養栄湯の鑑別は，①PS（Performance Status）（表 15），②転移形式，③気血水——です。

1）PS（Performance Status）

　人参湯類は，PS の状態に合わせて選択します（表 16）。他の漢方薬を併用する場合は，生薬の種類が重なったり増えたりしますので，人参湯，四君

表 14：六君子湯による全身状態の改善効果（ヒト老化マウスモデル）

マウス	特徴	六君子湯による変化
Klotho 欠損	病的老化マウス：カルシウム代謝に深く関与，短命で異所性石灰化など早発性老化の表現型	脳内の活性化ミクログリアを抑制 心臓の石灰化を改善
SAMP8	病的老化マウス：学習，記憶障害，免疫機能不全，概日リズムの異常	脳内の活性化ミクログリアを抑制 心臓の石灰化，心外膜炎を改善 骨格筋萎縮（サルコペニア）と心筋線維萎縮を改善 摂取量低下と自発運動低下を改善 白血病の発症を低下 胃粘膜萎縮の改善
ICR	生理的老化マウス：多くの実験系で使用	脳内の活性化ミクログリアを抑制 記憶学習を改善 心筋線維の萎縮を改善

（Fujitsuka N, et al：Increased ghrelin signaling prolongs survival in mouse models of human aging through activation of sirtuin1. Mol Psychiatry, 21 (11)：1613-1623, 2016）

表 15：PS（Performance Status；全身状態）

0：社会活動ができ，制限を受けることなく発病前と同等にふるまえる。
1：肉体労働は制限を受けるが，歩行，軽労働や坐業はできる。
2：歩行や身の回りのことはできるが，軽労働はできない。日中 50%以上起居している。
3：身の回りのある程度のことはできるが，日中 50%以上就床している。
4：身の回りのある程度のこともできず，終日就床を必要とする。

（Oxford Textbook of Palliative Medicine, 2nd ed. Oxford University Press, 1998）

表 16：Performance Status と人参湯類

PS	0	1	2	3	4
西洋薬	食欲低下	胃粘膜保護薬	胃酸分泌抑制薬	スリピリド	輸液療法
人参湯					
六君子湯					
補中益気湯					
十全大補湯					
人参養栄湯					

（北島政樹・監，今津嘉宏・編：がん漢方, 南山堂, 2012）

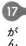

17
がん

表17：漢方薬によるがん転移抑制効果

補中益気湯	十全大補湯	人参養栄湯
1．食欲低下　2．気力の衰退，自発性の低下　3．抑うつ状態		
PS 0 にも用いる	貧血を伴う 下痢に注意	呼吸器症状を伴う
肝転移	肝転移	肺転移
NK 細胞	マクロファージ，T 細胞	？
柴胡	桂枝，茯苓	陳皮，遠志，五味子

表18：栄養管理に使用する漢方薬

	人参湯	四物湯	二陳湯	十全大補湯	人参養栄湯	清暑益気湯	補中益気湯
黄耆				●2.5〜3	●1.5〜2.5	●3	●3〜4.5
桂皮				●3	●2〜2.5		
地黄		▲3〜5		▲3〜4	▲4		
芍薬		▲3〜5		▲3	▲2〜4		
川芎		▲3〜5		▲3			
当帰		▲3〜5		▲3〜4	▲4	▲3	▲3
白朮・蒼朮	■3			■3〜4	■4	■3〜3.5	■3〜4
人参	■3			■2.5〜3	■3	■3〜3.5	■3〜4
茯苓			○3.5〜5	○3〜4	○4		
甘草	■3		○■1〜2	○■1〜2	○■1〜1.5	○■1〜2	○■1〜2
生姜	■乾姜2〜3		○■1〜1.5（あるいはヒネショウガ2〜3）				○■0.5
大棗							■1.5〜3
半夏			○5〜7				
柴胡							●1〜2
陳皮			○3.5〜4		○2〜2.5（あるいは橘皮）	○2〜3	○2〜3
遠志					●1〜2		
五味子					●1〜1.5	●1〜2	
升麻							●0.5〜2
黄柏						●1〜2	
麦門冬						●3〜3.5	

■気：人参湯構成生薬，▲血：四物湯構成生薬，○水：二陳湯構成生薬

子湯を用います[39]。

2）　転移形式

転移形式としては，転移抑制で考えます（**表 17**）。**補中益気湯**は，NK 細胞活性でがんの肝転移を抑制します。**十全大補湯**は，T 細胞を活性化し肝転移を抑制します。**人参養栄湯**は，詳細な作用機序はわかっていませんが，肺転移を抑制します[39]。

3）　気血水

栄養管理を構成生薬で考えます（**表 18**)。「気」の異常に用いる**人参湯**,「血」の異常に用いる**四物湯**，「水」の異常に用いる**二陳湯**を中心に選択します。補中益気湯は，人参湯と二陳湯が含まれていますので，気水の異常に用います。**十全大補湯**は，人参湯と四物湯と二陳湯が含まれていますので，気血水の異常に用います。**人参養栄湯**は，人参湯と四物湯と二陳湯が含まれていますので，気血水の異常に用います。人参養栄湯には，抗浮腫作用，利尿作用，気道分泌促進作用がある遠志と生脈散（人参，五味子，麦門冬）が含まれています。生脈散は，『勿誤薬室方函口訣』（浅田宗伯）に「寒は血を凝し，暑は気を傷める。（中略）老人，虚人などの暑を治す」[40]とありますので，人参養栄湯は十全大補湯よりも体力が低下している，呼吸器系疾患に用います。

🌿 参考文献

1) 国立がん研究センター がん情報サービス. https://ganjoho.jp/public/dia_tre/knowledge/basic.html 〔2020年3月閲覧〕
2) Oka H, et al：Prospective study of chemoprevention of hepatocellular carcinoma with Sho-saiko-to. Cancer, 76 (5)：743-749, 1995
3) Sugiyama K, et al：Protective effects of Kampo medicines against cis-diammine-dichloropratinum（Ⅱ）；induced nephrotoxicity and bone marrow toxicity in mice. 和漢医薬学会誌, 10：76-85, 1993
4) Kono T, et al：Preventive effect of oral goshajinkigan on chronic oxaliplatin-induced hypoesthesia in rats. Sci Rep, 5：16078, 2015
5) 寺脇潔, 他：卵巣摘出動物における CRF 誘発自発運動亢進に対する漢方方剤の効果；産婦人科漢方研究のあゆみ(21)：119-123, 2004
6) Donald C M：An inflammation-based prognostic score and its role in the nutrition-based management of patients with cancer：Nutrition Society and BAPEN Medical Symposium on 'Nutrition support in cancer therapy'. Pros Nutr Soc, 67 (3)：257-262, 2008
7) 全日本民医連：副作用モニター情報〈264〉；アロマターゼ阻害剤(乳癌補助療法剤)による関節痛. 民医連新聞, 第1400号, 2007年3月19日　https://www.min-iren.gr.jp/?p=14240
8) 熊田卓, 他：TJ-68ツムラ芍薬甘草湯の筋痙攣(肝硬変に伴うもの)に対するプラセボ対照二重盲検群間比較試験. 臨床医薬, 15 (3)：499-523, 1999

17
がん

9）Hidaka T, et al：Herbal medicine Shakuyaku-kanzo-to reduces paclitaxel-induced painful peripheral neuropathy in mice. Eur J Pain, 13（1）：22-27, 2009

10）荒川和彦, 他：抗がん剤による末梢神経障害の特徴とその作用機序. Jpn J Palliat Care Sci, 4（1）：1-13, 2011

11）Matsumura Y, et al：The prophylactic effects of a traditional Japanese medicine, goshajinkigan, on paclitaxel-induced peripheral neuropathy and its mechanism of action. Mol Pain, 10：61, 2014 （Published online 2014 Sep 21.Doi：10.1186/1744-8069-10-61）

12）Kamei J, et al：Rikkunshito prevents paclitaxel-induced peripheral neuropathy through the suppression of the nuclear factor kappa B（NF κ B）phosphorylation in spinal cord of mice. PLOS One, 12（2）：e0171819, 2017

13）Suzuki T, et al：Effect of ninjin'yoeito and ginseng extracts on oxaliplatin-induced neuropathies in mice. J Nat Med, 71（4）：757-764, 2017

14）松尾宏一, 他：白金錯体系抗悪性腫瘍剤のオキサリプラチンによる末梢神経障害に対する加工ブシの軽減効果. 漢方と最新治療, 22（3）：243-250, 2013

15）濱口哲也, 三木誓雄：がん患者の代謝と栄養. JSPEN, 30（4）：911-916, 2015

16）丸山道生：癌と臨床栄養 第2版, 医事新報社, 2016

17）Donald C M：The systemic inflammation-based Glasgow Prognostic Score：a decade of experience in patients with cancer. Cancer Treat Rev, 39（5）：534-540, 2013

18）Kenneth F, et al：Definition and classification of cancer cachexia：an international consensus. Lancet Oncol, 12（5）：489-495, 2011

19）TNTプロジェクト実行委員会・編：TNTプロジェクトマニュアル, Abbott Laboratorie, 1999

20）Campos AC, Meguid MM：A critical appraisal of the usefulness of perioperative nutritional support. Am J Clin Nutr, 55（1）：117-130, 1992

21）Heys SD, et al：Enteral nutritional supplementation with key nutrients in patients with critical illness and cancer：a meta-analysis of randomized controlled clinical trials, Ann Surg, 229（4）：467-477, 1999

22）Andrassy RJ, Chwals WJ：Nutritional support of the pediatric oncology patient. Nutrition, 14（1）：124-129, 1998

23）Torosian MH, et al：Reduction of methotrexate toxicity with improved nutritional status. Surg Forum, 33：109-112, 1982

24）Bozzetti F, et al：ESPEN Guidelines on Parenteral Nutrition；non-surgical oncology. Clin Nutr, 28（4）：445-454, 2009

25）Long C L, et al：Metabolic response to injury and illness：estimation of energy and protein needs from indirect calorimetry and nitrogen balance. JPEN J Paranter Enteral Nutr, 3（6）：452-456, 1979

26）Barton RG：Nutrition support in critical illness. Nutr Clin Pract, 9（4）：127-139, 1994

27）ASPEN Board of Directors and the Clinical Guidelines Task Force：Guidelines for the use of parenteral and enteral nutrition in adult and pediatric patients. JPEN J Parenter Enteral Nutr, 26（1 Suppl）：1SA-138SA, 2002

28）Nicolaas EPD, et al：Protein intake and exercise for optimal muscle function with aging：recommendations from the ESPEN Expert Group. Clin Nutr, 33（6）：929-936, 2014

29）Morley JE, et al：Sarcopenia, J Lab Clin Med 137（4）：231-343, 2001

30）Gianni B, et al：Muscle contractile and metabolic dysfunction is a common feature of sarcopenia of aging and chronic diseases；from sarcopenic obesity to cachexia. Clin Nutr, 33（5）：737-748, 2014

31）Arends J, et al：ESPEN expert group recommendations for action against cancer-related malnutrition. Clin Nutr, 36（5）：1187-1196, 2017

32）Knox LS, et al：Energy expenditure in malnourished cancer patients. Ann Surg, 197（2）：152-162, 1983

33）Donald C M：An inflammation-based prognostic score and its role in the nutrition-based management of patients with cancer：Nutrition Society and BAPEN Medical Symposium on 'Nutrition support in cancer therapy'. Pros Nutr Soc, 67 (3)：257-262, 2008

33）Donald C M：The systemic inflammation-based Glasgow Prognostic Score：a decade of experience in patients with cancer. Cancer Treat Rev, 39 (5)：534-540, 2013

34）2001-2011 PEG Doctors network

35）東口高志・編：NST完全ガイド；栄養療法の基礎と実践, 照林社, pp276-277, 2005

36）Oxford Textbook of Palliative Medicine, 2nd ed. Oxford University Press, 1998

37）上園保仁, 宮野加奈子：がん悪液質の症状緩和を促す六君子湯；食思促進ペプチドグレリンシグナル作用を通して. Jpn J Pharm Palliat Care Sci, 10：91-95, 2017

38）Fujitsuka N, et al：Increased ghrelin signaling prolongs survival in mouse models of human aging through activation of sirtuin1. Mol Psychiatry, 21 (11)：1613-1623, 2016

39）北島政樹・監, 今津嘉宏・編：がん漢方, 南山堂, 2012

40）浅田宗伯：近世漢方医学書集成96巻；勿誤薬室方函口訣, 名著出版, 1982

17
が
ん

漢方薬の相互作用

　漢方薬にも副作用があり，注意して服用する必要があります。多くの報告例から，漢方薬の副作用発生頻度は，3％前後と考えられます。がん化学療法に用いる薬剤と比較して副作用発生頻度は低いので，副作用が出るポイントを確認して使用することで，安全に安心して使用できます。

　漢方薬を用いる場合，「漢方医学の診断で「証」に従って使用する必要があり，「証」が違うと副作用が出現する」と書かれた論文があります。漢方医学の基本となっている『傷寒論』『黄帝内経』などに，「証」を間違えて治療することを「誤治」といい，「誤治」のリカバリー方法が記載されています。血液検査，超音波検査などの診断方法がなかった時代の治療は，手探りで行っていたと考えられます。「誤治」をしたときの治療法まで丁寧に記載されている点が，素晴らしいと思います。

　生化学的検査，画像診断などさまざまな診断方法が発達した今，漢方医学の診断よりも正確に病態を把握することが可能です。遺伝子レベルでの変化やサイトカインネットワークなど生命維持に関する状態を理解することができます。最新科学による診断があったうえに漢方医学診断が重なることが重要です。

　しかし，漢方薬は，薬機法（医薬品，医療機器等の品質，有効性及び安全性の確保等に関する法律）で定められた有効成分を含む生薬を組み合わせた薬剤です。それぞれの生薬による薬理作用（正の反応）があれば，同時に副作用（負の反応）も必ずあります。したがって，漢方薬を安全に安心して使用するためには，生薬による副作用も知っておくことが必須です。

漢方薬の併用禁忌

【小柴胡湯】

　漢方薬で唯一，多剤との併用禁忌がある小柴胡湯は，柴胡（サイコサポニン），半夏（水様性多糖類），黄芩（バイカレイン），大棗（ナツメ），人参（ギンセノイド），甘草（グリチルリチン酸），生姜（しょうが）で構成されています。

　小柴胡湯は，間質性肺炎による死亡例があります[1]～[3]。小柴胡湯による間質性肺炎は，50～70歳代に多く，慢性肝炎，肝硬変，肺疾患の併発あるいは既往歴のある症例に多いとされています。小柴胡湯を内服開始後2カ月以内に，咳や呼吸困難などの症状で発症する症例が多いとされています。

以下の症例に対しては，併用禁忌とされている
1　インターフェロン製剤を投与中の患者
2　肝硬変，肝癌の患者〔間質性肺炎が起こり，死亡等の重篤な転帰に至ることがある。〕
3　慢性肝炎における肝機能障害で血小板数が10万/mm³以下の患者〔肝硬変が疑われる。〕

生薬成分からみた相互作用

【甘草】

　甘草は，漢方薬の 70％以上に含まれている生薬です。甘草は，容量に注意する必要があります。肝機能障害や蕁麻疹の治療に使用されるグリチルリチン酸の薬理作用として，低カリウム血症から浮腫，高血圧などの副作用が出現します。

　こむら返りに用いられる芍薬甘草湯の副作用発現頻度調査では，安全性解析対象集団 2,975 例において，副作用発現頻度は 1.1％でした。主な副作用として低カリウム血症 0.2％，高血圧，血圧上昇，浮腫，顔面浮腫，末梢浮腫，腹部不快感，悪心がそれぞれ 0.1％でした[4]。副作用全体の 40.5％が投与開始 15 日以内に発現し，低カリウム血症については，4 週以上投与された場合に発現する傾向が認められました。浮腫や脱力感などは，投与期間の長短に問わず発現した[5), 6)]と報告されています。実臨床では，下肢の浮腫のみならず，浮腫によって指関節が曲がりにくいと訴える場合があるので注意する必要があります。

甘草を 1 日用量として 2.5g 以上含有する漢方薬については，以下の症例に対して併用禁忌がある	
1	アルドステロン症の患者
2	ミオパチーの患者
3	低カリウム血症の患者

【麻黄】

　麻黄は，風邪薬で使われる麻黄湯，葛根湯などに含まれています。1885 年に長井長義先生が，麻黄からエフェドリン（アドレナリン）を分離しました。麻黄を含んだ処方と併用投与した場合，副作用として，不眠，動悸，頻脈，興奮，血圧上昇，発汗過多，排尿障害などの症状が出現するため，注意が必要です。また，心房細動，前立腺肥大症などの患者への投与も注意を要します。

慎重投与として	
1	病後の衰弱期,著しく体力の衰えている患者
2	著しく胃腸の虚弱な患者
3	食欲不振,嘔気,嘔吐がある患者
4	発汗傾向の著しい患者
5	狭心症,心筋梗塞系の障害のある患者,又は,その既往歴がある患者
6	重症高血圧の患者
7	高度の腎障害のある患者
8	甲状腺機能亢進症の患者

17
がん

【附子】

　附子は，トリカブトの根です。附子は，アコニチン類を主要活性成分とする神経毒がありますが，加圧加熱処理により毒性が弱くなっています。附子は，用量依存性に薬理作用が増すので投与量に注意を要します。また，附子の有効成分アコニチンはアルカロイドなので胃内 pH によって吸収率が変わります。胃内 pH が酸性の場合は吸収率も吸収速度も低下し，アルカリ性の場合は，吸収率も吸収速度も上昇します。副作用として，動悸，のぼせ，舌のしびれ，悪心，頭痛などが，内服後 30 分以内に出現します。感受性には個人差があり，附子を含む製剤を併用する場合や附子を追加投与する場合は，低用量から徐々に増量するよう心がける必要があります。

【大黄】

　大黄は，下剤として用いられているセンノシドの原材料です。大黄は大腸刺激性下剤（アントラキニン系）で，大腸粘膜およびアウエルバッハ神経叢に作用して大腸の蠕動運動を促進，かつ水分の吸収を抑制して便通をうながします。副作用として，下痢，腹痛などの症状があります。長期間，大黄を使用していると下部消化管内視鏡検査を行うと，メラノーシスを認めることがあります。大腸メラノーシスは，大腸刺激性下剤で発生ます。大腸メラノーシスは，大腸粘膜上皮細胞が損傷を受け，死滅した細胞をマクロファージが貪食しリポフスチンという褐色色素に変化し，マクロファージが粘膜固有層に蓄積することにより起こります）。

　可逆性ですので内服を中止すると 6 〜 12 カ月で回復します。大腸メラノーシスと大腸がんの関係は，不明です [9), 10)]。

　大黄は，妊婦で子宮収縮を誘発し，流早産の危険性があるため注意が必要です。

【芒硝】

　芒硝は，硫酸ナトリウム（Na_2SO_4）で下剤として用いられます。芒硝は，酸化マグネシウムと同じ浸透圧性下剤です。芒硝と酸化マグネシウムは，同じ作用機序で瀉下作用を起こします [11)]。酸化マグネシウムは，胃内で胃酸（HCl）と反応して塩化マグネシウム（$MgCl_2$）となり，腸管内で炭酸水素マグネシウム（$Mg(HCO_3)_2$），炭酸マグネシウム（$MgCO_3$）となり，浸透圧により水分分泌を引き起こし便を軟化します [12)]。副作用として，下痢，腹痛などの症状があります。

体内動態からみた相互作用

【胃内 pH による吸収変化】

　漢方薬の吸収は，胃内 pH により左右されます [13)]。漢方薬は，胃内 pH が酸性からアルカリ性へと上昇すると吸収されやすくなります。炭酸水素ナトリウム，酸化マグネシウムやアルミニウム塩などの制酸剤が配合された鎮痛薬，プロトンポンプ阻害薬（PPI）やヒスタミン H_2 受容体拮抗薬などの胃酸分泌抑制薬は，胃内 pH を上

昇させるため，多くの漢方薬の吸収を促進します。胃内 pH がアルカリ性になると芒硝（酸化マグネシウムなどの浸透圧性下剤）の吸収は低下します。漢方薬の構成生薬のうち，竜骨，牡蠣，石膏，滑石は制酸作用があります。これらの生薬は，フルオロキノロン系抗菌薬，テトラサイクリン系抗菌薬などとキレートを生成し，抗菌薬の吸収率を低下させます。また，ACE 阻害薬との併用で吸収率を低下させます。

　タンニンを含む生薬として大黄，牡丹皮，芍薬，桂枝などは，鉄やタンパク質と結合するため，鉄剤，酵素製剤の作用を減弱する可能性があります。

【腸内細菌による変化】

　配糖体を有する生薬は，上部消化管では吸収されず，腸内細菌によって糖鎖が分離されることで活性化されます。大黄，甘草，黄芩，山梔子，地黄，杏仁，桃仁，膠飴などは，腸内細菌の影響を受けるため，抗菌剤との併用で漢方薬の作用が不十分になる場合があります。

　膠飴を含む漢方薬は，糖尿病治療に用いられる α－グルコシダーゼ阻害薬アカルボースとの併用で腹部膨満感，便通異常などが起こる場合があります。

【肝代謝による変化】

　グレープフルーツに含まれるフラノクマリン化合物は，肝内 CYP3A4 を失活させることによりジヒドロピリジン系カルシウム拮抗薬の代謝を抑制し血中濃度を上昇させます。ミカン科植物由来の枳実，呉茱萸，山椒，陳皮，青皮など，セリ科植物由来の羌活，川芎，当帰，百芷，防風などは CYP3A4 を含むため，影響がある可能性があります。

漢方薬の多剤併用

　芍薬甘草湯は，芍薬と甘草の 2 種類の生薬で構成されています。速効性が期待できる漢方薬です。構成生薬が増えていくと，作用が緩やかになる傾向があります。これは漢方薬の特徴の一つです。急性症状を漢方薬で治療する場合は，構成生薬が少ないものが用いられます。

　では，漢方薬を多剤併用する場合に気をつける点は，なんでしょうか。一般に降圧薬や胃腸薬を併用するときには，作用が重複しないよう工夫する必要がありますが，漢方薬も同様で多剤併用する場合は，作用が重複しないようにすることに加え，構成生薬の含有量にも注意が必要になります。

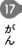

🍃 参考文献

1）ツムラ小柴胡湯エキス顆粒（医療用）
2）日本胆道学会　https://www.tando.gr.jp　2020.2
3）築山邦規, 田坂佳千, 中島正光ほか　小柴胡湯による薬剤性誘起性肺炎の1例　日胸疾会誌　27

　　(12)：1556-1561,1989
4) Oka H, at al：Prospective study of chemoprevention of hepatocellular carcinoma with Sho-saiko-to
　　(TJ-9). Cancer, 76 (5)：743-749, 1995
5) ツムラ芍薬甘草湯エキス顆粒(医療用)の副作用発現頻度調査
6) 牧綾子, 他：ツムラ芍薬甘草湯エキス顆粒(医療用)の副作用発現頻度調査. 診断と治療, 104 (7)：
　　947-958, 2016
7) 厚生労働省：重篤副作用疾患別対応マニュアル；偽アルドステロン症　https://www.mhlw.go.jp/
　　shingi/2006/10/dl/s1019-4d9.pdf重篤副作用疾
8) 三代剛, 他：慢性便秘の治療；大腸刺激性下剤の種類とその使い方. 日内会誌, 108：40-45, 2019
9) van Gorkom BA, et al：Review article：anthranoid laxatives and their potential carcinogenic effects.
　　Aliment Pharmacol Ther 13：443-452, 1999.
10) Villanacci V, et al：Is pseudomelanosis coli a marker of colonic neuropathy in severely constipated
　　patients? Histopathology 49：132-137, 2006.
11) 小島喜久男, 他：芒硝の薬理. 日本東洋医学会誌, 10 (2)：63-67, 1959
12) 鳥居明：浸透圧性下剤. 日内会誌, 108：36-39, 2019
13) 友金幹視, 他：和漢医薬学会誌, 8：402, 1991
14) 今津嘉宏：緩和支持療法領域における漢方薬の適用. 日本病院薬剤師会雑誌, 53 (11)：1345-1354,
　　2017

Part 3

処方せん調剤にも，
OTC の指名買いにも対応できる

症状から選べる
漢方薬
早見表

風邪症状

症状	漢方薬	確認事項	副作用	注意すべき基礎疾患
寒気	桂枝湯	症状経過の確認 胃弱の確認	甘草による偽アルドステロン症	アルドステロン症，ミオパチー，低カリウム血症など シナモンアレルギー
食欲低下	香蘇散	感冒の初期の確認 虚弱体質	甘草による偽アルドステロン症	アルドステロン症，ミオパチー，低カリウム血症など
頸部リンパ節腫脹	葛根湯	感染経路の確認	麻黄による胃症状，動悸，のぼせ 甘草による偽アルドステロン症	高血圧症，糖尿病，甲状腺機能亢進症，緑内障，前立腺肥大症，心房細動など アルドステロン症，ミオパチー，低カリウム血症など シナモンアレルギー
水様性鼻汁	小青竜湯	アレルギー性疾患の有無	麻黄による胃症状，動悸，のぼせ 甘草による偽アルドステロン症	高血圧症，糖尿病，甲状腺機能亢進症，緑内障，前立腺肥大症，心房細動など アルドステロン症，ミオパチー，低カリウム血症など シナモンアレルギー
膿性鼻汁 異臭	荊芥連翹湯	嗅神経症状の有無	黄芩による間質性肺炎 甘草による偽アルドステロン症 地黄による胃症状，下痢	インターフェロン製剤を投与中の患者 肝硬変，肝癌の患者 慢性肝炎で血小板数 10万 /mm^3 以下の患者 アルドステロン症，ミオパチー，低カリウム血症など
鼻閉	葛根湯加川芎辛夷	アレルギー性疾患の有無	麻黄による胃症状，動悸，のぼせ 甘草による偽アルドステロン症	高血圧症，糖尿病，甲状腺機能亢進症，緑内障，前立腺肥大症，心房細動など アルドステロン症，ミオパチー，低カリウム血症など シナモンアレルギー

症状	漢方薬	確認事項	副作用	注意すべき基礎疾患
咽頭痛	麻黄附子細辛湯	痰の性状の確認	麻黄による胃症状，動悸，のぼせ 附子による動悸，のぼせ	高血圧症，糖尿病，甲状腺機能亢進症，緑内障，前立腺肥大症，心房細動など
粘調痰	小柴胡湯加桔梗石膏	感染症状の有無	黄芩による間質性肺炎 甘草による偽アルドステロン症	インターフェロン製剤を投与中の患者 肝硬変，肝癌の患者 慢性肝炎で血小板数10万/mm³以下の患者 アルドステロン症，ミオパチー，低カリウム血症など
嘔気 嘔吐	五苓散	口渇の有無 排尿回数の確認		シナモンアレルギー
乾性咳	麦門冬湯	感染症状の有無	甘草による偽アルドステロン症	アルドステロン症，ミオパチー，低カリウム血症など
湿性咳	清肺湯	感染症状の有無	黄芩による間質性肺炎 甘草による偽アルドステロン症	インターフェロン製剤を投与中の患者 肝硬変，肝癌の患者 慢性肝炎で血小板数10万/mm³以下の患者 アルドステロン症，ミオパチー，低カリウム血症など
喘鳴	麻杏甘石湯	感染症状の有無	麻黄による胃症状，動悸，のぼせ 石膏による胃症状	高血圧症，糖尿病，甲状腺機能亢進症，緑内障，前立腺肥大症，心房細動など
感冒時の頭痛	川芎茶調散	髄膜炎の除外	甘草による偽アルドステロン症	アルドステロン症，ミオパチー，低カリウム血症など
消化器症状 全身倦怠感	参蘇飲	感冒の初期 虚弱体質の確認	甘草による偽アルドステロン症	アルドステロン症，ミオパチー，低カリウム血症など
全身倦怠感	小柴胡湯 柴胡桂枝湯 柴胡桂枝乾姜湯	PSを確認し，柴胡剤を選択する	黄芩による間質性肺炎 甘草による偽アルドステロン症	インターフェロン製剤を投与中の患者 肝硬変，肝癌の患者 慢性肝炎で血小板数10万/mm³以下の患者 アルドステロン症，ミオパチー，低カリウム血症など シナモンアレルギー

症状	漢方薬	確認事項	副作用	注意すべき基礎疾患
全身倦怠感	補中益気湯	PS を確認し，人参湯類を選択する	黄芩による間質性肺炎 甘草による偽アルドステロン症	インターフェロン製剤を投与中の患者 肝硬変，肝癌の患者 慢性肝炎で血小板数 10 万 /mm³ 以下の患者 アルドステロン症，ミオパチー，低カリウム血症など

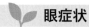

眼症状

症状	漢方薬	確認事項	副作用	注意すべき基礎疾患
赤目	黄連解毒湯	流行性角結膜炎など感染症の除外	黄芩による間質性肺炎	インターフェロン製剤を投与中の患者 肝硬変，肝癌の患者 慢性肝炎で血小板数 10 万 /mm³ 以下の患者
眼精疲労	葛根湯	首こり，肩こりの有無	麻黄による胃症状，動悸，のぼせ 甘草による偽アルドステロン症	高血圧症，糖尿病，甲状腺機能亢進症，緑内障，前立腺肥大症，心房細動など アルドステロン症，ミオパチー，低カリウム血症など シナモンアレルギー
白内障	八味地黄丸	緑内障の確認	附子による動悸，のぼせ 地黄による胃症状，下痢	シナモンアレルギー
老眼	牛車腎気丸	加齢による変化の確認	附子による動悸，のぼせ 地黄による胃症状，下痢	シナモンアレルギー
ぼやけ	苓桂朮甘湯	脳血管疾患の確認	甘草による偽アルドステロン症	アルドステロン症，ミオパチー，低カリウム血症など シナモンアレルギー
視力障害	補中益気湯	全身倦怠感の有無	黄芩による間質性肺炎 甘草による偽アルドステロン症	インターフェロン製剤を投与中の患者 肝硬変，肝癌の患者 慢性肝炎で血小板数 10 万 /mm³ 以下の患者

症状	漢方薬	確認事項	副作用	注意すべき基礎疾患
視力障害	抑肝散	高次機能低下の確認	甘草による偽アルドステロン症	アルドステロン症，ミオパチー，低カリウム血症など
	真武湯	冷えの有無 消化器症状	附子による動悸，のぼせ 発疹，蕁麻疹	高齢者 妊婦
	当帰芍薬散	貧血の有無	当帰，川芎による胃症状 肝機能障害	

頭痛・めまい・耳鳴り

症状	漢方薬	確認事項	副作用	注意すべき基礎疾患
頭痛	呉茱萸湯	・症状と天候の関係 ・冷えの有無	発疹，蕁麻疹 肝機能障害	高齢者 妊婦
筋緊張性頭痛	葛根湯	首こり，肩こりの有無（僧帽筋領域か，肩甲骨関連か）	麻黄による胃症状，動悸，のぼせ 甘草による偽アルドステロン症	高血圧症，糖尿病，甲状腺機能亢進症，緑内障，前立腺肥大症，心房細動など アルドステロン症，ミオパチー，低カリウム血症など シナモンアレルギー
感冒時の頭痛	川芎茶調散	髄膜炎の除外	甘草による偽アルドステロン症	アルドステロン症，ミオパチー，低カリウム血症など
慢性頭痛 頭重感	釣藤散	・脳血管疾患の確認 ・血圧の状態の確認	甘草による偽アルドステロン症	アルドステロン症，ミオパチー，低カリウム血症など
めまい	苓桂朮甘湯	・脳血管疾患の確認 ・内耳疾患の確認	甘草による偽アルドステロン症	アルドステロン症，ミオパチー，低カリウム血症など シナモンアレルギー
めまい 冷え	半夏白朮天麻湯	・脳血管疾患の確認 ・内耳疾患の確認	甘草による偽アルドステロン症	アルドステロン症，ミオパチー，低カリウム血症など
耳鳴り	五苓散	・脳血管疾患の確認 ・内耳疾患の確認		シナモンアレルギー

症状	漢方薬	確認事項	副作用	注意すべき基礎疾患
耳閉感	葛根湯加川芎辛夷	首こり，肩こりの有無	麻黄による胃症状，動悸，のぼせ 甘草による偽アルドステロン症	高血圧症，糖尿病，甲状腺機能亢進症，緑内障，前立腺肥大症，心房細動など アルドステロン症，ミオパチー，低カリウム血症など シナモンアレルギー
難聴	柴苓湯	急性期の確認	黄芩による間質性肺炎 甘草による偽アルドステロン症	インターフェロン製剤を投与中の患者 肝硬変，肝癌の患者 慢性肝炎で血小板数10万/mm³以下の患者 アルドステロン症，ミオパチー，低カリウム血症など シナモンアレルギー

口腔症状

症状	漢方薬	確認事項	副作用	注意すべき基礎疾患
顎関節症	加味逍遙散	・精神的要因の確認 ・睡眠の状態の確認	甘草による偽アルドステロン症 山梔子による腸間膜静脈硬化症	アルドステロン症，ミオパチー，低カリウム血症など
舌痛症	当帰芍薬散	・栄養状態の確認 ・浮腫の確認	当帰，川芎による胃症状 肝機能障害	
	桔梗湯	粘膜障害の確認 栄養状態の確認	甘草による偽アルドステロン症	アルドステロン症，ミオパチー，低カリウム血症など
味覚障害	補中益気湯	・栄養状態の確認 ・薬物療法の確認	黄芩による間質性肺炎 甘草による偽アルドステロン症	インターフェロン製剤を投与中の患者 肝硬変，肝癌の患者 慢性肝炎で血小板数10万/mm³以下の患者 アルドステロン症，ミオパチー，低カリウム血症など シナモンアレルギー
歯周病	排膿散及湯	・歯髄炎など膿瘍形成の有無 ・炎症所見の有無	甘草による偽アルドステロン症	アルドステロン症，ミオパチー，低カリウム血症など

症状	漢方薬	確認事項	副作用	注意すべき基礎疾患
口内炎	茵蔯蒿湯	便秘の確認	大黄による下痢 山梔子による腸間膜静脈硬化症	
	半夏瀉心湯	消化器症状の確認	黄芩による間質性肺炎 甘草による偽アルドステロン症	インターフェロン製剤を投与中の患者 肝硬変，肝癌の患者 慢性肝炎で血小板数10万/mm³以下の患者 アルドステロン症，ミオパチー，低カリウム血症など
口臭症	立効散	・齲歯，歯周病の有無 ・消化管疾患の有無	甘草による偽アルドステロン症	アルドステロン症，ミオパチー，低カリウム血症など
口渇	白虎加人参湯	尿利（尿の回数が多い，尿量が多い）	甘草による偽アルドステロン症 石膏による胃症状	アルドステロン症，ミオパチー，低カリウム血症など
	五苓散	尿不利（尿の回数が少ない，尿量が少ない）		シナモンアレルギー

🌱 鼻症状

症状	漢方薬	確認事項	副作用	注意すべき基礎疾患
水様性鼻汁	小青竜湯	アレルギー性疾患の確認	麻黄による胃症状，動悸，のぼせ 甘草による偽アルドステロン症	高血圧症，糖尿病，甲状腺機能亢進症，緑内障，前立腺肥大症，心房細動など アルドステロン症，ミオパチー，低カリウム血症など シナモンアレルギー
	苓甘姜味辛夏仁湯	胃弱の確認	甘草による偽アルドステロン症	アルドステロン症，ミオパチー，低カリウム血症など
	麻黄附子細辛湯	感冒症状の確認	麻黄による胃症状，動悸，のぼせ 附子による動悸，のぼせ	高血圧症，糖尿病，甲状腺機能亢進症，緑内障，前立腺肥大症，心房細動など

症状	漢方薬	確認事項	副作用	注意すべき基礎疾患
膿性鼻汁	辛夷清肺湯	呼吸器症状の確認	黄芩による間質性肺炎 石膏による胃症状	インターフェロン製剤を投与中の患者 肝硬変，肝癌の患者 慢性肝炎で血小板数 10万 /mm³ 以下の患者
膿性鼻汁 異臭	荊芥連翹湯	嗅神経症状の確認	黄芩による間質性肺炎 甘草による偽アルドステロン症 地黄による胃症状，下痢	インターフェロン製剤を投与中の患者 肝硬変，肝癌の患者 慢性肝炎で血小板数 10万 /mm³ 以下の患者 アルドステロン症，ミオパチー，低カリウム血症など
鼻閉 後鼻漏	葛根湯加川芎辛夷	首こり，肩こりの有無	麻黄による胃症状，動悸，のぼせ 甘草による偽アルドステロン症	高血圧症，糖尿病，甲状腺機能亢進症，緑内障，前立腺肥大症，心房細動など アルドステロン症，ミオパチー，低カリウム血症など シナモンアレルギー
嗅覚異常	当帰芍薬散	浮腫の確認	当帰，川芎による胃症状 肝機能障害	
	白虎加人参湯	口渇の有無	石膏による胃症状 甘草による偽アルドステロン症	アルドステロン症，ミオパチー，低カリウム血症など
	補中益気湯	全身倦怠感の確認	黄芩による間質性肺炎 甘草による偽アルドステロン症	インターフェロン製剤を投与中の患者 肝硬変，肝癌の患者 慢性肝炎で血小板数 10万 /mm³ 以下の患者 アルドステロン症，ミオパチー，低カリウム血症など

呼吸器症状

症状	漢方薬	確認事項	副作用	注意すべき基礎疾患
咽頭違和感	半夏厚朴湯	・下咽頭の検査の有無 ・呼吸器系検査の有無 ・上部消化管検査の有無		
咽頭痛	桔梗湯	感染症状（炎症所見など）の有無	甘草による偽アルドステロン症	アルドステロン症，ミオパチー，低カリウム血症など
胸痛	柴陥湯	・心疾患の有無 ・整形外科疾患の有無 ・呼吸器系疾患の有無	黄芩による間質性肺炎 甘草による偽アルドステロン症	インターフェロン製剤を投与中の患者 肝硬変，肝癌の患者 慢性肝炎で血小板数 10万 /mm^3 以下の患者 アルドステロン症，ミオパチー，低カリウム血症など
発作性咳	麦門冬湯	・感染症状（炎症所見など）の有無 ・生活環境の確認（室内乾燥，アレルギー物質など）	甘草による偽アルドステロン症	アルドステロン症，ミオパチー，低カリウム血症など
咽頭違和感と咳	滋陰至宝湯	感染症状（炎症所見など）の有無	甘草による偽アルドステロン症 地黄による胃症状，下痢	アルドステロン症，ミオパチー，低カリウム血症など
夕方の咳	滋陰降火湯	感染症状（炎症所見など）の有無	甘草による偽アルドステロン症	アルドステロン症，ミオパチー，低カリウム血症など
夜の咳	竹茹温胆湯	生活環境の確認（室内乾燥，アレルギー物質など）	甘草による偽アルドステロン症	アルドステロン症，ミオパチー，低カリウム血症など
気管支喘息	麻杏甘石湯	・感染症状（炎症所見など）の有無 ・生活環境の確認（室内乾燥，アレルギー物質など）	麻黄による胃症状，動悸，のぼせ 甘草による偽アルドステロン症 石膏による胃症状	高血圧症，糖尿病，甲状腺機能亢進症，緑内障，前立腺肥大症，心房細動など アルドステロン症，ミオパチー，低カリウム血症など

症状	漢方薬	確認事項	副作用	注意すべき基礎疾患
小児の喘息	五虎湯	感染症状（炎症所見など）の有無	麻黄による胃症状，動悸，のぼせ 甘草による偽アルドステロン症 石膏による胃症状	高血圧症，糖尿病，甲状腺機能亢進症，緑内障，前立腺肥大症，心房細動など アルドステロン症，ミオパチー，低カリウム血症など

胃・腸症状

症状	漢方薬	確認事項	副作用	注意すべき基礎疾患
胸焼け 噯気	半夏瀉心湯	・上部消化管検査の有無 ・食事習慣の確認	黄芩による間質性肺炎 甘草による偽アルドステロン症	インターフェロン製剤を投与中の患者 肝硬変，肝癌の患者 慢性肝炎で血小板数 10 万 /mm^3 以下の患者 アルドステロン症，ミオパチー，低カリウム血症など
嘔気	小半夏加茯苓湯	妊娠の確認		
嘔吐	二陳湯	・上部消化管検査の有無 ・食事習慣の確認	甘草による偽アルドステロン症	アルドステロン症，ミオパチー，低カリウム血症など
二日酔いの嘔気	茵蔯五苓散	茵蔯蒿湯，五苓散との鑑別（肝機能障害なら茵蔯蒿湯，水分バランスの乱れなら五苓散）		シナモンアレルギー
胃痛	安中散	上部消化管検査の有無	甘草による偽アルドステロン症	アルドステロン症，ミオパチー，低カリウム血症など
胃もたれ	茯苓飲	・上部消化管検査の有無 ・胃酸抑制薬の確認		
食欲低下	六君子湯	・上部消化管検査の有無 ・機能性ディスペプシアの鑑別	甘草による偽アルドステロン症	アルドステロン症，ミオパチー，低カリウム血症など

症状	漢方薬	確認事項	副作用	注意すべき基礎疾患
急性胃炎	黄連湯	・上部消化管検査の有無 ・口内炎の有無	甘草による偽アルドステロン症	アルドステロン症，ミオパチー，低カリウム血症など
慢性胃炎	平胃散	上部消化管検査の有無	甘草による偽アルドステロン症	アルドステロン症，ミオパチー，低カリウム血症など
腹痛	芍薬甘草湯	・胆嚢疾患，膵疾患の有無 ・女性疾患の有無	甘草による偽アルドステロン症	アルドステロン症，ミオパチー，低カリウム血症など
冷えによる腹痛	大建中湯	機械的閉塞による便通異常の確認	膠飴による腸閉塞様症状 肝機能障害	αグルコシダーゼ阻害薬との併用
下腹部痛	当帰湯	苓姜朮甘湯との鑑別（腰部〜大腿部は苓姜朮甘湯，腹部があれば当帰湯）	甘草による偽アルドステロン症	アルドステロン症，ミオパチー，低カリウム血症など
下痢	桂枝加芍薬湯	ブリストル分類による便の状態の評価	甘草による偽アルドステロン症	アルドステロン症，ミオパチー，低カリウム血症など シナモンアレルギー
下痢と食欲低下	啓脾湯	ブリストル分類による便の状態の評価	甘草による偽アルドステロン症	アルドステロン症，ミオパチー，低カリウム血症など
便秘	桂枝加芍薬大黄湯	ブリストル分類による便の状態の評価 大黄	甘草による偽アルドステロン症	アルドステロン症，ミオパチー，低カリウム血症など シナモンアレルギー
	大承気湯	ブリストル分類による便の状態の評価 大黄と芒硝	下痢，腹痛	
	小承気湯	ブリストル分類による便の状態の評価 大黄	下痢，腹痛	
	麻子仁丸	ブリストル分類による便の状態の評価 大黄と麻子仁	下痢，腹痛	

症状	漢方薬	確認事項	副作用	注意すべき基礎疾患
便秘	通導散	ブリストル分類による便の状態の評価 大黄と芒硝	甘草による偽アルドステロン症 下痢，腹痛	アルドステロン症，ミオパチー，低カリウム血症など
	大黄甘草湯	ブリストル分類による便の状態の評価 大黄	甘草による偽アルドステロン症 下痢，腹痛	アルドステロン症，ミオパチー，低カリウム血症など
	調胃承気湯	ブリストル分類による便の状態の評価 大黄と芒硝	甘草による偽アルドステロン症 下痢，腹痛	アルドステロン症，ミオパチー，低カリウム血症など
	桃核承気湯	ブリストル分類による便の状態の評価 大黄と芒硝と桃仁	甘草による偽アルドステロン症 下痢，腹痛	アルドステロン症，ミオパチー，低カリウム血症など シナモンアレルギー
	大黄牡丹皮湯	ブリストル分類による便の状態の評価 大黄と芒硝と桃仁	下痢，腹痛	

肝・胆・膵関連症状

症状	漢方薬	確認事項	副作用	注意すべき基礎疾患
肝機能障害	小柴胡湯	消化器症状の確認	黄芩による間質性肺炎 甘草による偽アルドステロン症	インターフェロン製剤を投与中の患者 肝硬変，肝癌の患者 慢性肝炎で血小板数10万/mm^{3}以下の患者 アルドステロン症，ミオパチー，低カリウム血症など シナモンアレルギー
黄疸	茵蔯蒿湯	半夏瀉心湯との鑑別	大黄による下痢 山梔子による腸間膜静脈硬化症	

症状	漢方薬	確認事項	副作用	注意すべき基礎疾患
胆嚢炎 慢性膵炎	柴胡桂枝湯	腹部超音波検査，CT，MRIなど過去の検査の確認	黄芩による間質性肺炎 甘草による偽アルドステロン症	インターフェロン製剤を投与中の患者 肝硬変，肝癌の患者 慢性肝炎で血小板数10万/mm³以下の患者 アルドステロン症，ミオパチー，低カリウム血症など シナモンアレルギー

循環器症状

症状	漢方薬	確認事項	副作用	注意すべき基礎疾患
低血圧症	真武湯	冷えの有無	附子による動悸，のぼせ 発疹，蕁麻疹	高齢者 妊婦
高血圧症	柴胡加竜骨牡蛎湯	精神的ストレスの有無	黄芩による間質性肺炎	インターフェロン製剤を投与中の患者 肝硬変，肝癌の患者 慢性肝炎で血小板数10万/mm³以下の患者 シナモンアレルギー
動悸 不整脈	炙甘草湯	・心疾患の有無 ・過去の心機能検査の確認	甘草による偽アルドステロン症 地黄による胃症状，下痢 麻子仁による下痢	アルドステロン症，ミオパチー，低カリウム血症など
心不全	木防已湯	・心疾患の有無 ・過去の心機能検査の確認	発疹，蕁麻疹 石膏による胃症状	シナモンアレルギー

皮膚症状

症状	漢方薬	確認事項	副作用	注意すべき基礎疾患
外傷 打撲，血腫	桂枝茯苓丸	骨折の有無	下痢	シナモンアレルギー
尋常性疣贅	薏苡仁	悪性疾患の除外		
尋常性ざ瘡	治頭瘡一方	洗顔方法の確認	甘草による偽アルドステロン症 大黄による下痢	アルドステロン症，ミオパチー，低カリウム血症など

症状	漢方薬	確認事項	副作用	注意すべき基礎疾患
感染性皮疹	十味敗毒湯	アレルギー疾患の有無	甘草による偽アルドステロン症	アルドステロン症，ミオパチー，低カリウム血症など
掻痒感	消風散	・乾燥の状態の確認 ・アレルギー疾患の有無	甘草による偽アルドステロン症	アルドステロン症，ミオパチー，低カリウム血症など
蕁麻疹	黄連解毒湯	アレルギー疾患の有無	黄芩による間質性肺炎	インターフェロン製剤を投与中の患者 肝硬変，肝癌の患者 慢性肝炎で血小板数 10万 /mm³ 以下の患者
かゆみと色素沈着	当帰飲子	・乾燥の状態の確認 ・アレルギー疾患の有無	甘草による偽アルドステロン症	アルドステロン症，ミオパチー，低カリウム血症など

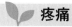 疼痛

症状	漢方薬	確認事項	副作用	注意すべき基礎疾患
筋肉痛	芍薬甘草湯	外傷の有無	甘草による偽アルドステロン症	アルドステロン症，ミオパチー，低カリウム血症など
首こり肩こり	葛根湯	神経症状の有無	麻黄による胃症状，動悸，のぼせ 甘草による偽アルドステロン症	高血圧症，糖尿病，甲状腺機能亢進症，緑内障，前立腺肥大症，心房細動など アルドステロン症，ミオパチー，低カリウム血症など シナモンアレルギー
上肢痛（肩甲骨周囲）	桂枝加朮附湯	神経症状の有無	附子による動悸	
肩関節痛	二朮湯	外傷の有無	黄芩による間質性肺炎 甘草による偽アルドステロン症	インターフェロン製剤を投与中の患者 肝硬変，肝癌の患者 慢性肝炎で血小板数 10万 /mm³ 以下の患者

症状	漢方薬	確認事項	副作用	注意すべき基礎疾患
関節痛	麻杏薏甘湯	神経症状の有無	麻黄による胃症状，動悸，のぼせ　甘草による偽アルドステロン症	高血圧症，糖尿病，甲状腺機能亢進症，緑内障，前立腺肥大症，心房細動など　アルドステロン症，ミオパチー，低カリウム血症など　シナモンアレルギー
腰痛	疎経活血湯	神経症状の有無	地黄，当帰，川芎による胃症状　甘草による偽アルドステロン症	アルドステロン症，ミオパチー，低カリウム血症など
膝関節痛	薏苡仁湯	関節の発赤，腫脹，疼痛の有無	麻黄による胃症状，動悸，のぼせ　甘草による偽アルドステロン症	高血圧症，糖尿病，甲状腺機能亢進症，緑内障，前立腺肥大症，心房細動など　アルドステロン症，ミオパチー，低カリウム血症など
膝関節痛と腫脹	防已黄耆湯	関節の発赤，腫脹，疼痛の有無	甘草による偽アルドステロン症	アルドステロン症，ミオパチー，低カリウム血症など
膝関節痛と筋力低下	大防風湯	罹患期間の確認	附子による動悸　地黄，当帰，川芎による胃症状　甘草による偽アルドステロン症	アルドステロン症，ミオパチー，低カリウム血症など
下肢痛と冷え	牛車腎気丸	神経症状の有無	附子による動悸　地黄による胃症状，下痢	シナモンアレルギー

泌尿器症状

症状	漢方薬	確認事項	副作用	注意すべき基礎疾患
尿路感染症血尿	猪苓湯	尿路結石症の有無	黄芩による間質性肺炎　甘草による偽アルドステロン症	インターフェロン製剤を投与中の患者　肝硬変，肝癌の患者　慢性肝炎で血小板数10万/mm^{3}以下の患者

症状	漢方薬	確認事項	副作用	注意すべき基礎疾患
夜間尿頻尿	猪苓湯合四物湯	感染症状（炎症所見など）の確認	黄芩による間質性肺炎 甘草による偽アルドステロン症 地黄による胃症状，下痢	インターフェロン製剤を投与中の患者 肝硬変，肝癌の患者 慢性肝炎で血小板数10万/mm^{3}以下の患者
尿路感染症 血尿（−）	五淋散	感染症状（炎症所見など）の確認	黄芩による間質性肺炎 甘草による偽アルドステロン症 地黄による胃症状，下痢	アルドステロン症，ミオパチー，低カリウム血症など
排尿痛	竜胆瀉肝湯	感染症状（炎症所見など）の確認	黄芩による間質性肺炎 甘草による偽アルドステロン症 地黄による胃症状，下痢	アルドステロン症，ミオパチー，低カリウム血症など
慢性の膀胱症状	清心蓮子飲	感染症状（炎症所見など）の確認	甘草による偽アルドステロン症	アルドステロン症，ミオパチー，低カリウム血症など
男性不妊	補中益気湯	全身倦怠感の確認	黄芩による間質性肺炎 甘草による偽アルドステロン症	インターフェロン製剤を投与中の患者 肝硬変，肝癌の患者 慢性肝炎で血小板数10万/mm^{3}以下の患者
	柴胡加竜骨牡蛎湯	精神的ストレスの有無	黄芩による間質性肺炎	インターフェロン製剤を投与中の患者 肝硬変，肝癌の患者 慢性肝炎で血小板数10万/mm^{3}以下の患者 シナモンアレルギー
	八味地黄丸	手足の冷えの有無	地黄による胃症状，下痢	シナモンアレルギー
	牛車腎気丸	手足の冷えの有無 下肢の浮腫の有無 加齢による変化の確認	地黄による胃症状，下痢	シナモンアレルギー

睡眠関連症状

症状	漢方薬	確認事項	副作用	注意すべき基礎疾患
何か気になって眠れない	柴胡加竜骨牡蛎湯	交感神経優位 怒りの感情の有無 入眠障害の有無	黄芩による間質性肺炎	インターフェロン製剤を投与中の患者 肝硬変，肝癌の患者 慢性肝炎で血小板数 10万 /mm^3 以下の患者 シナモンアレルギー
日中疲れすぎて眠れない	黄連解毒湯	交感神経優位 怒りの感情の有無 入眠障害の有無	黄芩による間質性肺炎	インターフェロン製剤を投与中の患者 肝硬変，肝癌の患者 慢性肝炎で血小板数 10万 /mm^3 以下の患者
起床時に疲れが取れていない	加味帰脾湯	交感神経と副交感神経のアンバランス 悲しみの感情の有無 中途覚醒の有無	甘草による偽アルドステロン症	アルドステロン症，ミオパチー，低カリウム血症など
眠りが浅い	抑肝散加陳皮半夏	副交感神経優位 恐れの感情の有無 不安の感情の有無 中途覚醒の有無	甘草による偽アルドステロン症	アルドステロン症，ミオパチー，低カリウム血症など
よく夢を見る	桂枝加竜骨牡蛎湯	副交感神経優位 恐れの感情の有無 不安の感情の有無 悪夢の有無	甘草による偽アルドステロン症	アルドステロン症，ミオパチー，低カリウム血症など シナモンアレルギー
睡眠障害	抑肝散	交感神経優位 恐れの感情の有無 不安の感情の有無 中途覚醒の有無	甘草による偽アルドステロン症	高血圧症，糖尿病，甲状腺機能亢進症，緑内障，前立腺肥大症，心房細動など
	酸棗仁湯	入眠障害の確認 中途覚醒の確認 覚醒時の状態の確認	甘草による偽アルドステロン症	高血圧症，糖尿病，甲状腺機能亢進症，緑内障，前立腺肥大症，心房細動など
	竹茹温胆湯	呼吸器症状の確認	甘草による偽アルドステロン症	高血圧症，糖尿病，甲状腺機能亢進症，緑内障，前立腺肥大症，心房細動など

妊活

症状	漢方薬	確認事項	副作用	注意すべき基礎疾患
痩せ型 色白 体の冷え	当帰芍薬散	浮腫の状態	当帰，川芎による胃症状 肝機能障害	
中肉中背 指趾末端の冷え	加味逍遙散	月経前症候群の症状	甘草による偽アルドステロン症 山梔子による腸間膜静脈硬化症	アルドステロン症，ミオパチー，低カリウム血症など
小太り 冷えのぼせ	桂枝茯苓丸	ブリストル分類による便の状態の評価	下痢	シナモンアレルギー
手足のほてり	温経湯	基礎体温の状態	甘草による偽アルドステロン症	アルドステロン症，ミオパチー，低カリウム血症など
多嚢胞性卵胞	芍薬甘草湯	グリチルリチン酸の摂取量（自然食品なども含む）	甘草による偽アルドステロン症	アルドステロン症，ミオパチー，低カリウム血症など

冷え症

症状	漢方薬	確認事項	副作用	注意すべき基礎疾患
体の冷え	当帰芍薬散	月経に関連する症状	当帰，川芎による胃症状 肝機能障害	
手足の冷え	加味逍遙散	当帰四逆加呉茱萸生姜湯との鑑別	甘草による偽アルドステロン症 山梔子による腸間膜静脈硬化症	アルドステロン症，ミオパチー，低カリウム血症など
冷えのぼせ	桂枝茯苓丸	ブリストル分類による便の状態の評価	下痢	シナモンアレルギー
下半身の冷え	当帰湯	苓姜朮甘湯との鑑別（腰部〜大腿部は苓姜朮甘湯，腹部があれば当帰湯）	甘草による偽アルドステロン症	アルドステロン症，ミオパチー，低カリウム血症など

がん治療にみられる症状

症状	漢方薬	確認事項	副作用	注意すべき基礎疾患
口内炎 下痢	半夏瀉心湯	便秘の有無	黄芩による間質性肺炎 甘草による偽アルドステロン症	インターフェロン製剤を投与中の患者 肝硬変，肝癌の患者 慢性肝炎で血小板数 10 万/mm³ 以下の患者 アルドステロン症，ミオパチー，低カリウム血症など シナモンアレルギー
食欲不振	六君子湯	PS を確認し，人参湯類を選択する	甘草による偽アルドステロン症	アルドステロン症，ミオパチー，低カリウム血症など
咳	麦門冬湯	感染症状の有無	甘草による偽アルドステロン症	アルドステロン症，ミオパチー，低カリウム血症など
黄疸	茵蔯蒿湯	半夏瀉心湯との鑑別	大黄による下痢 山梔子による腸間膜静脈硬化症	
便通異常	大建中湯	機械的閉塞による便通異常	膠飴による腸閉塞様症状 肝機能障害	αグルコシダーゼ阻害薬との併用
末梢神経障害	牛車腎気丸	六君子湯，人参養栄湯，附子との鑑別	附子による動悸，のぼせ 地黄による胃症状，下痢	シナモンアレルギー
全身倦怠感 骨髄抑制	十全大補湯	PS を確認し，人参湯類を選択する 肝臓病変の確認	地黄による胃症状，下痢 甘草による偽アルドステロン症	アルドステロン症，ミオパチー，低カリウム血症など シナモンアレルギー
全身倦怠感 消化器症状	補中益気湯	PS を確認し，人参湯類を選択する 肝臓病変の確認	黄芩による間質性肺炎 甘草による偽アルドステロン症	インターフェロン製剤を投与中の患者 肝硬変，肝癌の患者 慢性肝炎で血小板数 10 万/mm³ 以下の患者 アルドステロン症，ミオパチー，低カリウム血症など
全身倦怠感 呼吸器症状	人参養栄湯	PS を確認し，人参湯類を選択する 肺病変の確認	地黄による胃症状，下痢 甘草による偽アルドステロン症	アルドステロン症，ミオパチー，低カリウム血症など シナモンアレルギー

夏期関連症状

症状	漢方薬	確認事項	副作用	注意すべき基礎疾患
夏バテ	清暑益気湯	補中益気湯との鑑別（亜急性期の柴胡か，生脈散か）	甘草による偽アルドステロン症	アルドステロン症，ミオパチー，低カリウム血症など
夏バテで食欲低下	胃苓湯	体重の変化	甘草による偽アルドステロン症	アルドステロン症，ミオパチー，低カリウム血症などシナモンアレルギー
熱中症	五苓散	・脱水状態の評価 ・体温の測定		シナモンアレルギー

肛門症状

症状	漢方薬	確認事項	副作用	注意すべき基礎疾患
内痔核	乙字湯	・内痔核（Goligher分類）の評価 ・ブリストル分類による便の状態の評価	黄芩による間質性肺炎 甘草による偽アルドステロン症 下痢	インターフェロン製剤を投与中の患者 肝硬変，肝癌の患者 慢性肝炎で血小板数10万 /mm^3 以下の患者
脱肛（直腸脱）	補中益気湯	・内痔核（Goligher分類）の評価 ・骨盤底筋群の状態	黄芩による間質性肺炎 甘草による偽アルドステロン症	インターフェロン製剤を投与中の患者 肝硬変，肝癌の患者 慢性肝炎で血小板数10万 /mm^3 以下の患者 アルドステロン症，ミオパチー，低カリウム血症など
痔瘻	黄耆建中湯	・十全大補湯との鑑別（腸内細菌を整える場合は，黄耆建中湯。体力を上げる場合は，十全大補湯）	膠飴による腸閉塞様症状 甘草による偽アルドステロン症	αグルコシダーゼ阻害薬との併用 アルドステロン症，ミオパチー，低カリウム血症など シナモンアレルギー
痔出血	芎帰膠艾湯	悪性疾患の除外	甘草による偽アルドステロン症 地黄，当帰，川芎による胃症状	アルドステロン症，ミオパチー，低カリウム血症など
裂肛	紫雲膏	ブリストル分類による便の状態の評価	紫根による衣服の汚れ	

参考文献

1）寺澤捷年：症例から学ぶ和漢診療学 第3版, 医学書院, 2011
2）北島政樹・監, 今津嘉宏・編：がん漢方, 南山堂, 2012
3）根本幸夫・監：漢方294処方生薬解説, じほう, 2016
4）今津嘉宏：ねころんで読める漢方薬, メディカ出版, 2017

索 引

関節痛, 筋肉痛, 腰痛 113
泌尿器疾患 122

当帰芍薬散
頭痛 31
耳症状 51
鼻症状 57, 186
口腔症状 61, 184
皮膚症状 106
女性疾患 135, 196
冷え 148, 196
眼症状 183

当帰湯
泌尿器疾患 122
胃・腸症状 189
冷え 196

に

二朮湯
疼痛 192

二陳湯
発熱 25
耳症状 52
鼻症状 59
上部消化管症状 80, 188
女性疾患 140
がん治療 170

女神散
皮膚症状 107
女性疾患 139

人参湯
発熱 23
上部消化管症状 80
女性疾患 140
がん治療 169

人参養栄湯
発熱 28
上部消化管症状 80
がん治療 161, 197

は

排膿散及湯
鼻症状 57
口腔症状 60, 184
下部消化管症状 93

麦門冬湯
発熱 28
眼症状 47
口腔症状 61
呼吸器症状 71, 187
皮膚症状 107
風邪 181
がん治療 197

八味地黄丸
眼症状 45, 182
耳症状 50
呼吸器症状 72
皮膚症状 107
関節痛, 筋肉痛, 腰痛 112
泌尿器疾患 121, 194

八珍湯
関節痛, 筋肉痛, 腰痛 114

半夏厚朴湯
耳症状 50
呼吸器症状 70, 187
循環器症状 98
口腔症状 60, 184
上部消化管症状 82, 188
下部消化管症状 92
皮膚症状 107
がん治療 197

半夏白朮天麻湯
頭痛 31
耳症状 51, 183
鼻症状 59

白虎加人参湯
口腔症状 60, 185
泌尿器疾患 122
鼻症状 186

茯苓飲
呼吸器症状 70
上部消化管症状 80, 188

茯苓飲合半夏厚朴湯
下部消化管症状 95

附子理中湯
頭痛 31

平胃散
胃・腸症状 189

防已黄耆湯
皮膚症状 106

著　者

今津　嘉宏　（芝大門 いまづクリニック 院長）

　愛知県名古屋市出身。藤田保健衛生大学医学部卒業後, 慶應義塾大学医学部外科学教室に入局。国立霞ヶ浦病院外科, 東京都済生会中央病院外科, 慶應義塾大学医学部漢方医学センター等を経て2013年より現職。

　書籍「ねころんで読める漢方薬」（メディカ出版2017年）,「長生き朝ごはん」（ワニブックス2020年）など出版物多数。テレビ・ラジオ等さまざまなメディアでも活躍。

資　格

日本外科学会 認定医・専門医／日本胸部外科学会 認定医／日本消化器病学会 専門医／日本消化器内視鏡学会 専門医・指導医／日本東洋医学会 専門医・指導医／日本がん治療認定医機構 認定医・暫定教育医／日本医師会認定 産業医・健康スポーツ医／身体障害者福祉法指定医（ぼうこう又は直腸機能障害, 小腸機能障害）

まずはコレだけ！ 漢方薬

定価　本体2,800円（税別）

2021年4月15日　発　行

....

著　者　　今津 嘉宏
　　　　　いまづ　よしひろ

発行人　　武田 正一郎

発行所　　株式会社 じ ほ う

　　　　　101-8421　東京都千代田区神田猿楽町1-5-15（猿楽町SSビル）
　　　　　電話 編集　03-3233-6361　販売　03-3233-6333
　　　　　振替　00190-0-900481
　　　　　＜大阪支局＞
　　　　　541-0044　大阪市中央区伏見町2-1-1（三井住友銀行高麗橋ビル）
　　　　　電話　06-6231-7061

©2021　　　　　　　　　　　組版　レトラス　　印刷　音羽印刷(株)
Printed in Japan

ISBN 978-4-8407-5356-2